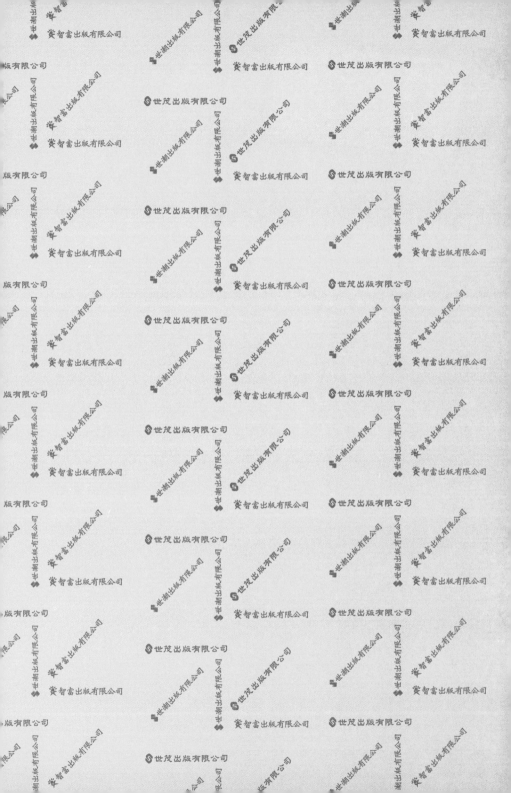

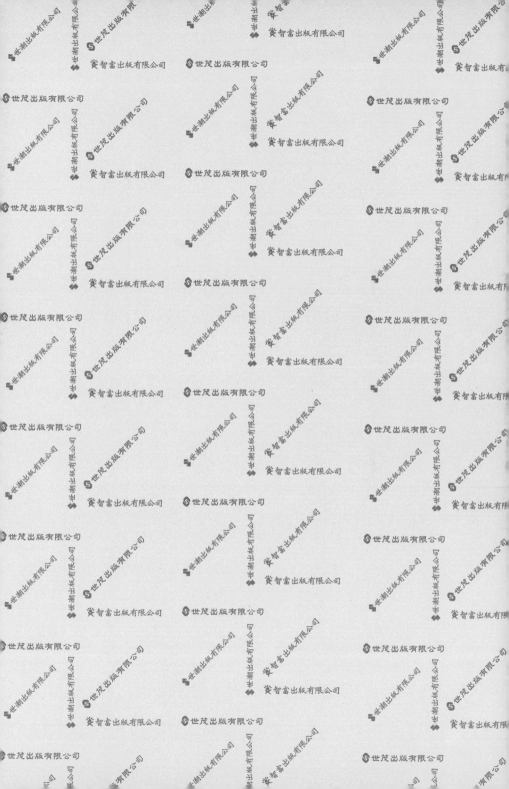

圖解 痛風 飲食與療法

小川診所副院長　鈴木美保子
料理研究家　木村文子
◇合著

劉雪卿◇譯

前言：每個人都有罹患痛風的危險！掌握疾病，徹底做好自我管理最重要

很多人都認爲痛風是一種富貴病，與自己無緣。的確，昔日罹患痛風的人並不多見，一些追求美食的有錢人較容易得痛風，所以痛風又有「富貴病」、「帝王病」之稱。

但是隨著飲食生活的歐美化，國內的痛風患者激增。而潛藏痛風，亦即高尿酸血症的患者，更是不計其數。年齡層從20歲到80歲都可能發病。最近，女性患者也增加了。

換言之，任何人都有罹患痛風的危險。尤其工作壓力較大、大量喝酒、擔任主管的人更要注意。

正如其名，痛風是只要稍微吹到風就會讓人痛不欲生的疾病。但是，痛風的基礎高尿酸血症更加恐怖，因爲它會引起各種併發症，同時也是會威脅生命的全身動脈硬化的原因疾病。

隨著醫學進步，已經了解發病的構造，並確立藥物療法，因此能夠抑制症狀，不致影響日常生活。不過，一旦罹患痛風，就必須終生接受治療。就這意義來看，預防勝於治療。

本書以尿酸值較高的人爲對象，說明如何控制尿酸值，以及與痛風好好相處的自我管理技巧。而飲食生活上的注意要點，則是眞正的預防之道。因此，也爲各位介紹很多預防痛風和成人病的食譜。

不只是患者，健康的人閱讀本書，有助於預防現在十分普遍的痛風病。

作者

1章 何謂「痛風」？ 9

2章 容易併發哪些疾病？ 29

5章 食物療法的基本與注意事項 103

6章 預防痛風、成人病的食譜

專欄

1章

何謂「痛風」？

- 每個人都可能罹患痛風
- 腳拇趾根部出現劇痛是痛風發作的代表症狀
- 發作原因是白血球攻擊尿酸結晶
- 痛風的元兇尿酸是細胞核的分解產物
- 血中尿酸比正常值高的狀態稱為高尿酸血症
- 無自覺症狀的高尿酸血症要注意
- 痛風或高尿酸血症90％以上原因不明

〈專欄〉痛風危險度檢查

每個人都可能罹患痛風

著名的亞歷山大大帝也有痛風的煩惱

罹患痛風時，只要稍微吹到風，甚至與人或寵物擦身而過時，就會因爲些許的振動而引起痛風發作，患部產生劇痛。

根據文獻記載，這個疾病在古希臘時代就已經爲人所知。亞歷山大大帝、米開朗基羅、牛頓、達爾文等歷史名人，都有痛風的煩惱。

再仔細探討，會發現帝王、貴族、富裕的知識階級人士比較容易罹患這種疾病。因此，痛風在昔日又稱爲「帝王病」、「富貴病」。

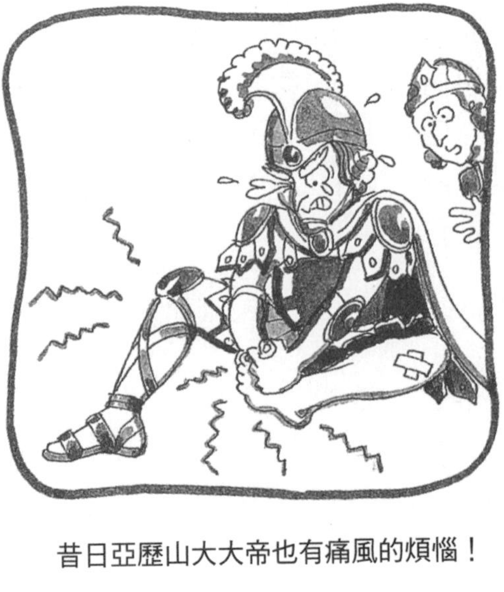

昔日亞歷山大大帝也有痛風的煩惱！

50年前痛風在國內是少見的疾病

在以前，歐洲等先進國家就出現很多痛風患者，但是在50年前的國內，這卻是罕見的疾病。

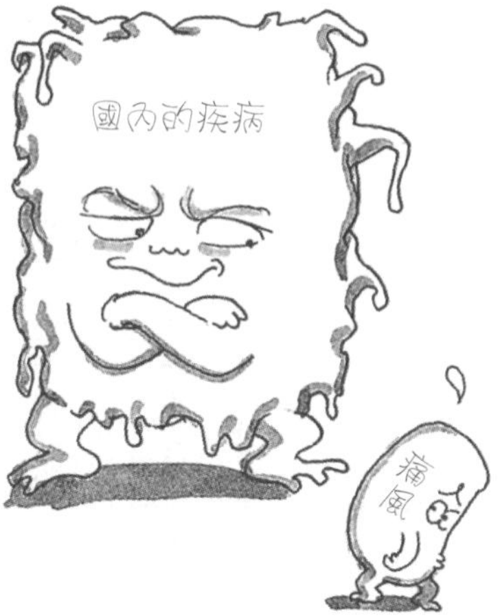

50 年前在國內幾乎不知道痛風的存在。

簡言之，所謂痛風，就是體內製造的尿酸物質因爲各種理由而無法順暢代謝，積存在關節而引起發炎的疾病。其潛因在於過度攝取動物性脂肪和蛋白質，以及喝酒、運動不足、壓力等。

當時，文明發達的歐洲各國，其生活環境和飲食生活與國內截然不同。攝取較多動物性脂肪或蛋白質的歐洲富裕階級，出現很多痛風患者。但是飲食生活以穀類爲主的國人，則很少出現痛風患者。

不過，當時國人對於痛風缺乏醫學專業知識，醫師無法做出正確診斷，而且調查不夠詳盡，所以無法確實掌握實際患者數，相信應該有更多潛在的患者數。

國內患者數節節上升

目前，國內的痛風患者數節節上升，而潛藏痛風的高尿酸血症患者更是多不計數。很多醫師都提出警告，在不久的將來，痛風將會成爲「國病」。

痛風並不是美食家或嗜酒人士的專利。隨著國民飲食生活和生活水準的提升，再加上生活型態的改變，生活在現代的任何人都可能罹患痛風。

就痛風而言，並沒有地區或民族性的差異。

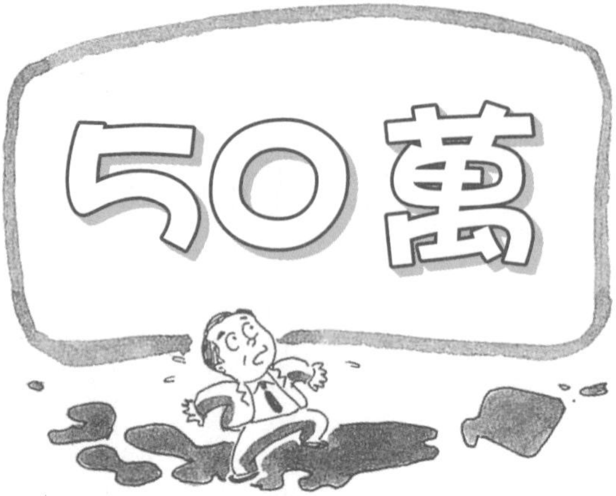

痛風患者估計有 50 萬人左右。被視為痛風後備軍的高尿酸血症患者為其 4～5 倍。

痛風患者增加的原因

藥物的濫用與副作用，以及錯誤的減肥、壓力增大等，破壞身體正常的代謝功能，大量製造尿酸，引起痛風。

近年來盛行基因研究，目前已知痛風患者中有一成其疾病與遺傳有關。

即使不至於喪命，也不能夠掉以輕心

某日，腳拇趾根部出現以往不曾經歷過的劇痛，別說是走路，甚至無法活動身體，這就是痛風的代表症狀。

通常，二〜三天內伴隨劇痛的發作就會消失。所以，痛風不會立刻危及生命。但是置之不理，會出現痛風結節或尿路結石。此外，一旦併發糖尿病、高血壓、肥胖時，則會加速動脈硬化的進行，甚至嚴重損傷腎臟、心臟等臟器或器官。

每個人都可能會罹患痛風，因此進行痛風的預防與治療，才是獲得健康長壽的眞正秘訣。

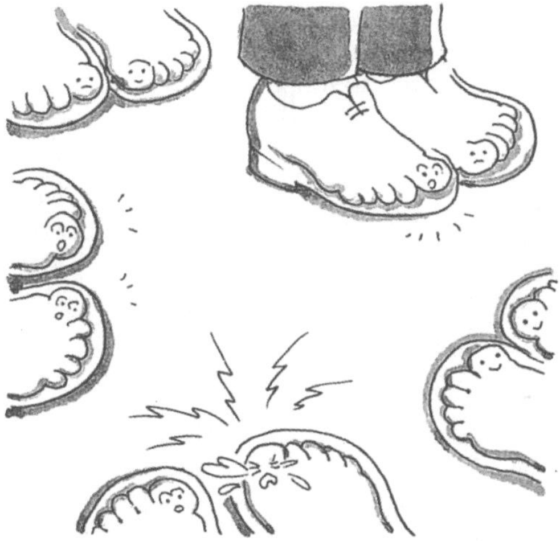

痛風是每個人都可能罹患的「普通疾病」。

腳拇趾根部出現劇痛是痛風發作的代表症狀

初發症狀90%以上集中在腳拇趾根部或下肢

很多人因爲腳拇趾根部突然出現劇痛，深深的體會到痛風疼痛的威力。有的人會在跟腱、腳跟、膝關節等下肢部位出現症狀。

初發症狀偶爾會出現在手指關節、手肘、肩膀等上肢部位，不過，90%以上都是出現在下肢部位，這也是痛風發作的一大特徵。其中70%出現在腳拇趾。

痛風的初發症狀會以腳拇趾根部爲主而集中在下肢，這可能是因爲支撐體重的關節承受過大的負擔所致。不過，眞正原因不明。但是，可以認爲腳關節容易積存痛風的元兇尿酸而引起痛風發作。

患者90%以上為男性且有低年齡化的傾向

年齡層30~60歲的人較容易罹患痛風，但是最近也出現不少年輕患者。

以性別來看，患者90%爲男性。與女性相比，男性的尿酸總量較多，尤其青春期尿酸量驟增，且到老年期爲止持續較高的狀態時，就會引起痛風。不過，近年來也出現很多女性痛風患者。

女性停經後，血中尿酸量增加，不過，平均仍比男性低1～1.5mg／dℓ，可以說，一生的總量出現很大的差距。換言之，痛風的另一大特徵，即它是男女差異十分顯著的代謝性疾病。

▷容易引起痛風發作的主要部位

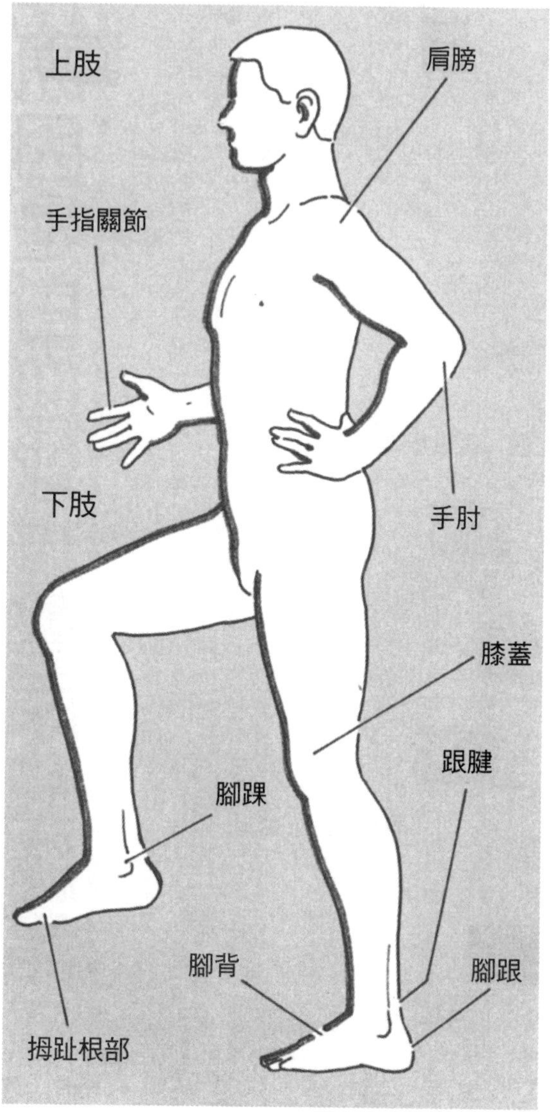

發作原因是白血球攻擊尿酸結晶

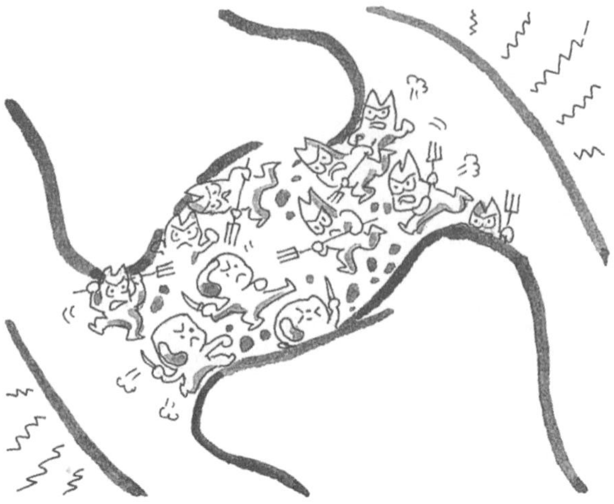

尿酸積存的關節部位是「尿酸結晶」與「白血球」的戰場。

白血球攻擊尿酸結晶，引起患部發炎而產生劇痛

在此說明一下痛風發作的構造。

尿酸值較高的尿酸積存在關節部位變成結晶時，未必會發作。而是當血中白血球攻擊結晶的尿酸時，才會引起發作症狀。

白血球爲了保護身體，會攻擊或代謝侵入體內的細菌、異物等外敵，以及體內所產生的障礙物。

蓄積在關節部位的尿酸結晶，因爲某種理由而被判斷爲「敵人」時，體內的白血球

會聚集在該處，展開攻擊。尿酸積存的關節部位瞬間成爲戰場，結果引起患部發炎。

作戰越激烈，發炎症狀就越強烈。患部會出現劇痛，變得紅腫。

發作時的劇痛數日內會消失，但放任不管可能會復發

無法預測痛風何時會發作，這也是痛風的一大特徵。

通常，發作時的劇痛會持續2～3天，然後疼痛慢慢減輕，2週內疼痛完全消除。

雖然痛風發作的劇痛不會致命，不過一旦發作後，在1～2年後已經忘記痛風的存在時又會再度發作。若不謀求對策，則發作間隔會縮短爲半年或3個月。

經常發作，會嚴重影響日常生活。一旦關節部位有尿酸結晶沈積，關節會變形、活動不良。在一開始發作時，就要接受適當的治療。

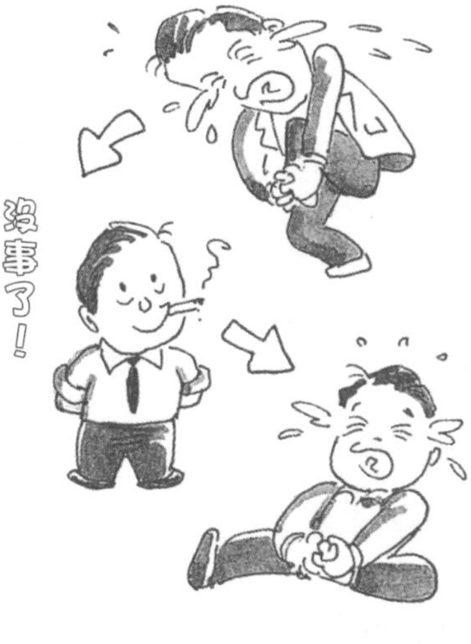

在習慣發作之前要積極的接受治療。

痛風的元兇尿酸是細胞核的分解產物

通常尿酸會隨著尿液或糞便排出體外

體內過剩製造的尿酸，無法順暢排出體外，尤其容易積存在關節部位，這時會引起痛風發作。痛風的元兇就是尿酸。

尿酸在生物體內與鈉結合，成爲尿酸鹽（尿酸鈉），這個結晶會析出到關節腔內。

人體是由60兆個細胞構成，細胞隨時進行新舊交替。

這個作用稱爲代謝。尿酸則是細胞基因成分核酸在進行新舊交替時的分解產物。

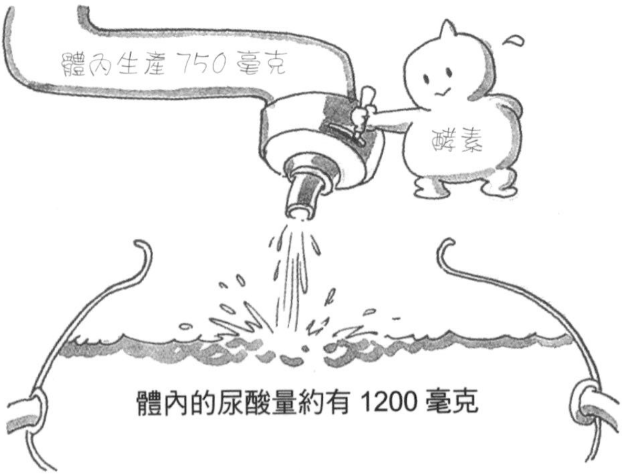
體內生產 750 毫克
酵素
體內的尿酸量約有 1200 毫克

每天在體內會製造出 750 毫克的尿酸，藉著酵素的作用穩定的保持平衡。

換言之，尿酸是為了維持生命活動而進行代謝作用時所排出的廢物，通常是經由腎臟排到尿中，或經由腸管排到糞便中。

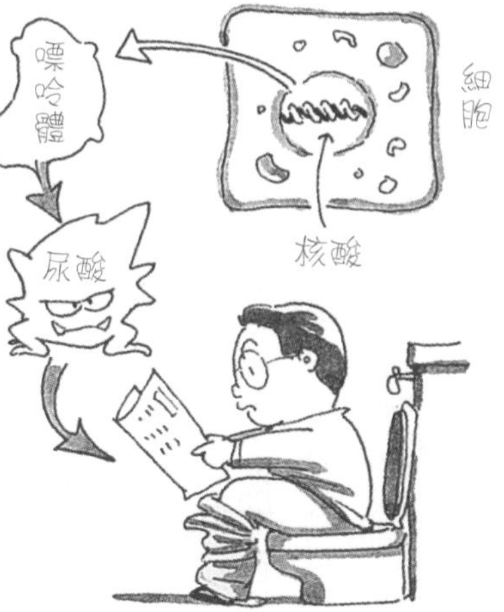

尿酸是核酸的「分解產物」。

每天體內製造定量的尿酸，藉由酵素作用保持平衡

攝取嘌呤體食品或酒等飲食後，在體內分解時也會製造出尿酸，不過，大多是核酸的分解產物，每天定量的在體內合成尿酸。人類藉由反覆代謝活動，每天都會製造出尿酸。

平均每天製造出750毫克的尿酸，而且藉著酵素（HGPRT等）作用加以調節，避免過剩生產。

在正常狀況下，包含食物中所含的尿酸以及體內合成，人體內的尿酸大約維持在1200毫克左右，而且每天更新500～1000毫克，保持平衡。

尿酸具有難溶於水、易結晶化的性質

尿酸難溶於水，具有易凝固（結晶化）的性質。因爲某種理由在體內大量製造且無法順暢排出時，會溶於血中，積存在關節部位，成爲痛風發作的關鍵。

此外，反覆發作，會使尿酸積存在關節，引起關節變形，無法活動。

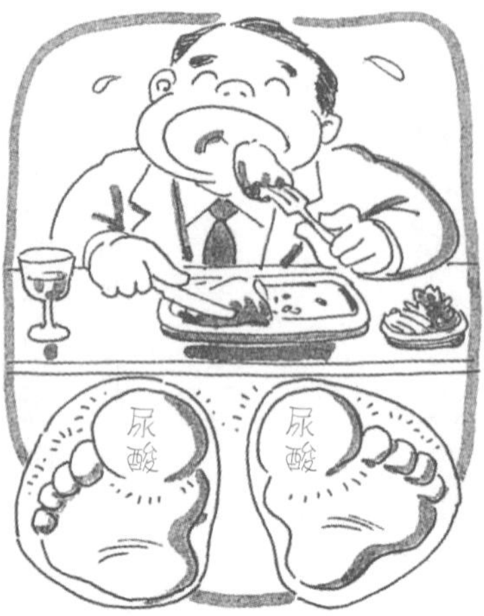

有時就算尿酸很多，也沒有發出危險的警訊。

尿酸積存在關節時未必會發出警訊

痛風發作時，通常會伴隨出現劇痛的強烈自覺症狀，以某種意義來說，這是告知體內尿酸異常高的訊息。不過，有的人即使關節積存尿酸，也並未發出痛風的警訊。

尿酸量異常增多時，尿酸會在皮下結晶化，並於耳垂、腳拇趾外側、手指或手肘形成瘤狀硬物，這就是所謂的「痛風結節」。

持續尿酸量較多的狀態，腎臟組織也有尿酸沈積時，就會造成腎臟功能減退。一旦尿酸沈積於尿道，會成爲「尿路結石」的要因。腎臟或輸尿管出現毛病，症狀長期持續時，會促進高血壓、動脈硬化的進行，併發腦、心血管疾病或尿毒症，後果不堪設想。

痛風不只是關節痛，也會導致全身疾病

很多人因爲痛風所伴隨出現的關節痛，而將其視爲是「關節痛」。不過，尿酸量異常增多且長期間蓄積，則不只是關節部位，全身都會產生各種症狀。

雖然痛風並未發作，但是置之不理，全身也會出現異常或併發症，引起全身疾病。

經由檢查知道尿酸値過高時，即使沒有自覺症狀，也不可掉以輕心，要進行適當的預防與治療。

很多人認爲關節痛是痛風造成的，不過，很多疾病都會出現相同的症狀，最好接受專科醫師的檢查。

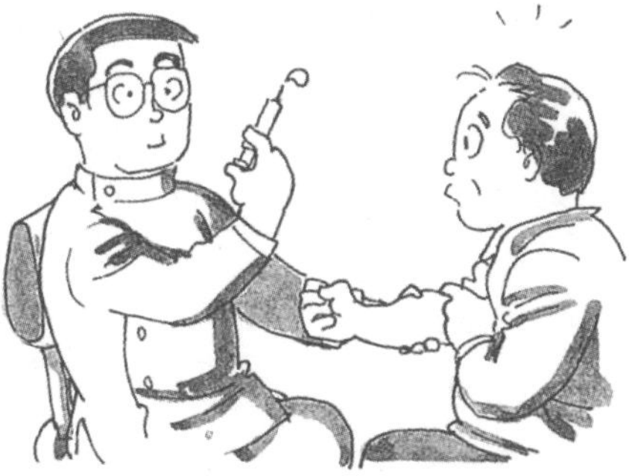
已經超過 7.0 mg／dl
了，要注意喔…

經由檢查得知尿酸高於正常值時，就算沒有自覺症狀，也要接受適當的預防與治療。

血中尿酸比正常值高的狀態稱為高尿酸血症

生產與排泄的平衡瓦解 造成血中尿酸值異常增加

所謂尿酸值，是指抽取1公升的血液，調查其中含有多少毫克尿酸的數值。

尿酸的生產與排泄順暢時，沒有什麼問題。但是因爲某種因素，體內的尿酸生產過剩，或無法順暢排到尿中或糞便中時，尿酸會溶於血中，尿酸值增高。像這樣，血中尿酸比正常值高的狀態，稱爲「高尿酸血症」。

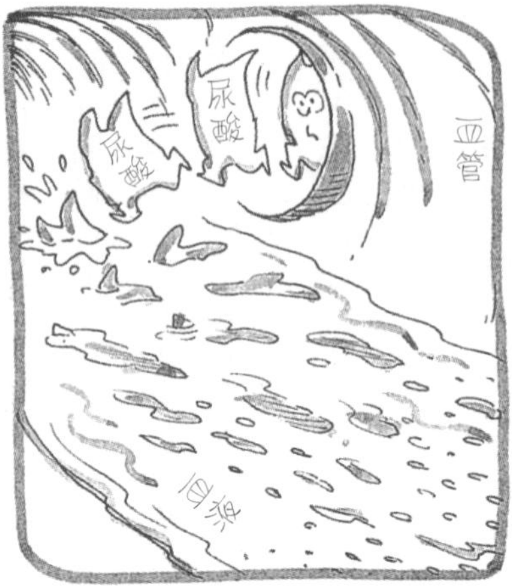

尿酸能溶於血中的量有限。

尿酸值超過7.0 mg／dℓ 就視為高尿酸血症

體內的尿酸過多，或無法經由排泄處理時，尿酸也未必會完全溶於血中。

尿酸溶於血中的量（製造尿酸鹽的量）有其界限。按理而言，超過7.0 mg／dℓ時就會製造出尿酸鹽。而當尿酸超出飽和量，形成過飽和狀態時，無法溶於血中的部分會在體內各處形成結晶。

所以，血清尿酸值的基準以7.0 mg／dℓ爲上限。一旦高達8.0 mg／dℓ以上時，則不論年齡、性別或有無發作，必須藉由藥物進行降尿酸療法。治療目標設定在6.0 mg／dℓ以下，亦即要採取「6・7・8的原則」。

放任高尿酸血症不管
會成為其他成人病的要因

血中尿酸量增多，未必會引起痛風發作。但是，放任高尿酸血症不管，則不只是痛風發作，也可能成爲痛風結節或尿路結石的原因。同時，會導致腎功能減退，併發各種成人病。一旦診斷出高尿酸血症時，必須儘早謀求對策，接受適當的治療。

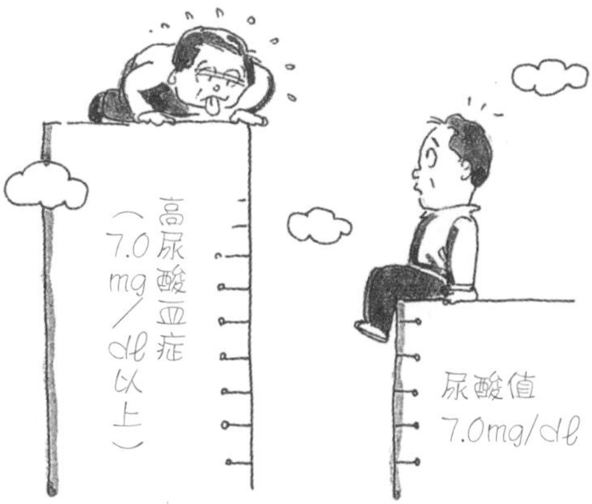

通常尿酸在7.0 mg／dℓ以上時就是高尿酸血症，要儘早謀求對策。

無自覺症狀的高尿酸血症要注意

有時高尿酸血症幾乎沒有自覺症狀

一般而言，尿酸值持續出現較高的狀態時，難溶於血中的尿酸會慢慢的蓄積在關節部位，形成結晶。放任這種狀態不管，會引起痛風發作。

不過，有些人就算尿酸蓄積在關節部位，也不會引起痛風發作。結果，尿酸沈積於腎臟，引起痛風腎，成爲各種毛病的原因。

這種無自覺症狀型的高尿酸血症，稱爲「無症候性高尿酸血症」。

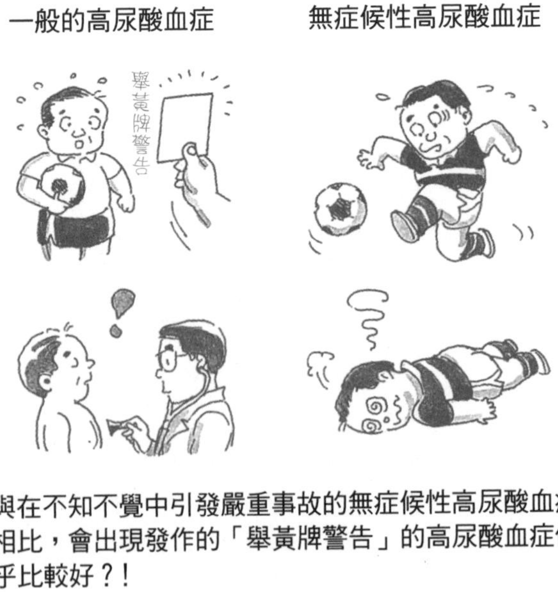
無症候性高尿酸血症
一般的高尿酸血症
舉黃牌警告

與在不知不覺中引發嚴重事故的無症候性高尿酸血症相比，會出現發作的「舉黃牌警告」的高尿酸血症似乎比較好？！

發作比「沈默」的無症候性高尿酸血症來得好？

伴隨出現劇痛的痛風發作，換個角度來看，就是告知尿酸值較高的「警訊」。以足球爲例，就相當於「舉黃牌警告」。

以某種意義而言，發作總比沒有自覺症狀的無症候性高尿酸血症來得好。出現伴隨劇痛的發作，會令人擔心害怕而趕緊就醫。

無症候性高尿酸血症會在不知不覺中讓身體各器官，尤其讓腎臟受損，病情不斷的惡化。

腎臟是抗壓性極高的臟器，即使因爲尿酸而功能減半，腎臟本身也不會出現自覺症狀。反過來說，一旦腎臟出現具體的自覺症狀，就表示腎臟因爲痛風腎而嚴重受損，甚至會引起腎功能衰竭或尿毒症。

痛風腎如果和高尿酸血症以外的因子，例如高血壓、糖尿病、高脂血症等疾病合併出現而引起血管變化時，就會提高併發心肌梗塞等的危險性。

定期檢查尿酸值，早期預防與治療最重要

爲了預防無症候性高尿酸血症，保護自身免於在其背後可怕併發症的發生，則要儘早發現尿酸值較高的狀態。

藉由定期健康檢查或全身檢查，掌握尿酸值的實態。數值較高時，即使沒有自覺症狀，也要找出原因，早期接受降尿酸值的治療。

痛風或高尿酸血症90％以上原因不明

一次性的情況原因不明，但有些部分則原因明確

尿酸蓄積在體內，引起痛風或高尿酸血症。大致可以分爲原因不明的一次性（原發性），以及原因明確的二次性（繼發性）兩種，而90％以上都是屬於一次性。

通常，一次性的患者各自原因不明，多半是飲食、酒、壓力、過度劇烈運動等「危險因子」誘發症狀。因此，生活的方式或態度，以及社會生活環境成爲重大要因。

近年來，基因醫學急速發展，證明1成的痛風患者其疾病與基因有關。

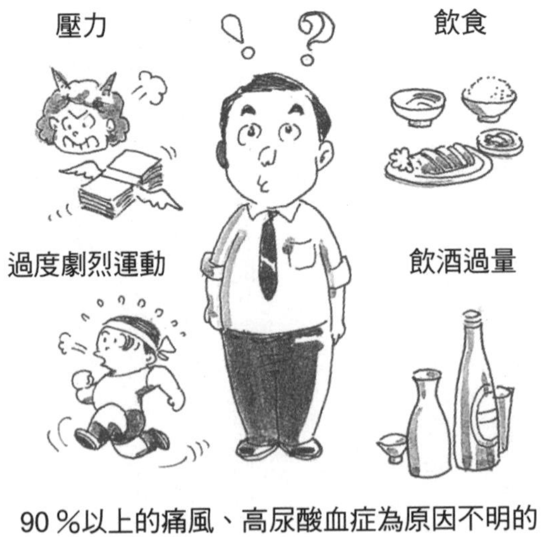

90％以上的痛風、高尿酸血症為原因不明的一次性。

二次性痛風或高尿酸血症主因是藥物副作用與併發症

二次性痛風或高尿酸血症，是因爲治療高血壓所使用的降壓劑、利尿劑，以及阿斯匹靈等藥劑使尿酸增加，血中尿酸值上升所致。

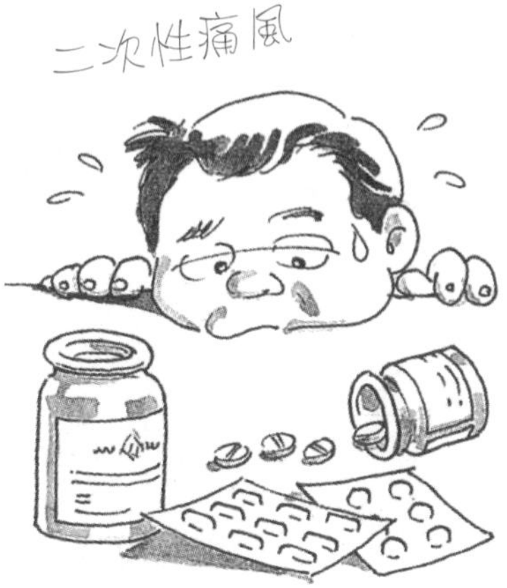

二次性痛風、高尿酸血症多半是因為藥劑或併發症而引起。

另外，腎臟病、血液疾病（白血病、多血症、淋巴瘤、骨髓瘤等）也會使尿酸值上升。亦即這些疾病也是引起高尿酸血症的要因。

關於二次性痛風或高尿酸血症，醫師會根據病情或狀態，決定何者應該優先治療。

尤其成人病一大原因高血壓的治療藥，除了特殊情況外，醫師會進行整體症狀或狀況的判斷，決定更換藥物或暫時中止使用藥物，進行最適當的處置。

二次性痛風或高尿酸血症的患者，本身對於藥劑或併發症也要有正確的了解。

要遵從醫師的指示服藥，遵守日常生活注意事項，專心的療養。若治療期間出現異常症狀，要馬上告知主治醫師，並接受醫師指示。

專欄 痛風危險度檢查

符合 4 項以上的人要注意

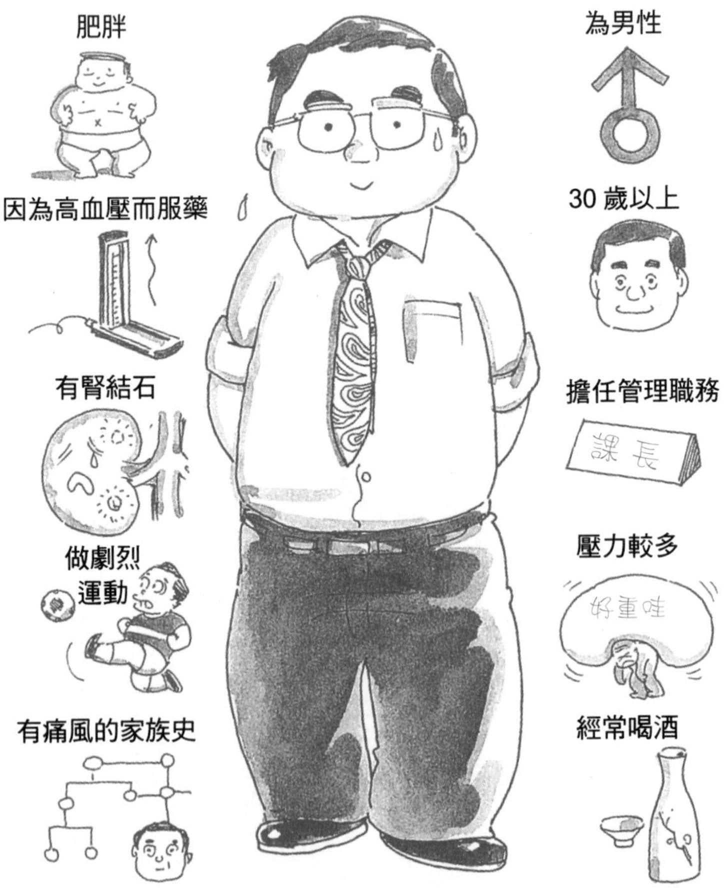

2章

容易併發哪些疾病？

- 痛風持續進行時會出現很多併發症
- 尿酸積存於皮下形成瘤的「痛風結節」
- 一成痛風患者會出現的「尿路結石」
- 因痛風併發症而佔死因上位的「腎臟病」
- 與痛風關係密切的「糖尿病」
- 因腎功能減退或肥胖而引起的「高血壓」
- 尿酸降低ＨＤＬ而引起的「高脂血症」
- 痛風促進動脈硬化而誘發的「心肌梗塞」

〈專欄〉年過40歲要定期接受檢查

痛風持續進行時會出現很多併發症

併發症原因的危險因子與痛風有密切關係

痛風患者經常會出現痛風結節或尿路結石，同時，容易併發腎臟病、糖尿病、高血壓、高脂血症、心臟病等。

不只是糖尿病，痛風也是會伴隨出現各種併發症的疾病。

爲了預防及治療痛風，就要了解痛風可能會引起的疾病。

成爲併發症原因的危險因子，多半也與痛風有密切關係。一旦痛風惡化，會對併發症產生強化作用，出現連鎖性或複合性症狀。

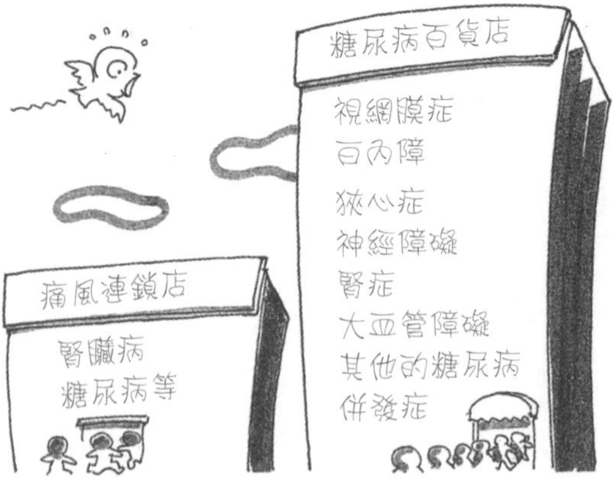

如果說糖尿病是「併發症的百貨店」，
那麼痛風就是「併發症的連鎖店」。

尿酸積存於皮下形成瘤的「痛風結節」

關節、腳跟、膝與耳垂

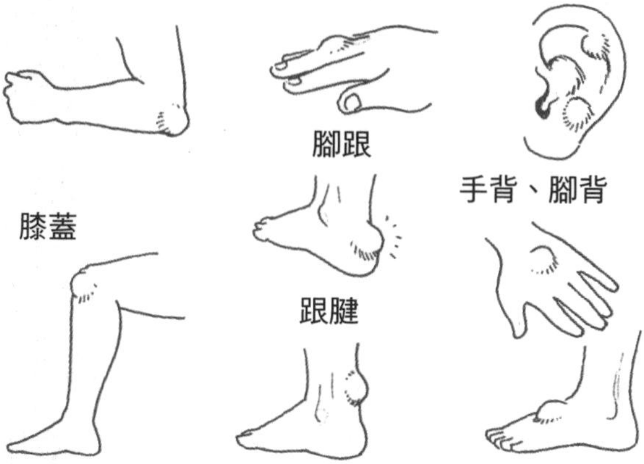

耳垂、手背、腳背、手指關節、腳跟、跟腱、膝蓋、手肘等的「瘤」是尿酸塊!?

持續數年放任尿酸較多的狀態不管，則在耳垂、手背、腳背、手指或腳趾關節、腳跟、跟腱、手肘、膝等部位的皮下，尿酸積存、結晶化，形成瘤狀物，稱爲痛風結節。

結節大小因人而異，各有不同，通常初期軟而小，經過一段時間後會變硬、變大。

結節部位不會疼痛，皮膚也不會發炎紅腫。不過，症狀嚴重時，凝固的尿酸會穿破皮膚，露出白色的結晶。

一成痛風患者會出現的「尿路結石」

下腹部出現劇痛，尿中摻雜異物

尿路結石是指連結腎臟與膀胱的輸尿管狹窄部分，因爲結晶化的尿酸阻塞而引起的疾病。

依發生部位的不同，有時下腹或腰、背部會出現劇痛。此外，依症狀的不同，有時會出現血尿，或排出帶有砂粒、石粒的尿。

尿路結石的結晶物是以尿酸鈉爲主要成分。不過，有時則是以草酸鈣或磷酸鈣爲主要成分。依結石成分的不同，尿路結石的治療法也不同。要調查原因或成分，採取適當的治療法。

痛風患者約有1成會併發尿路結石。

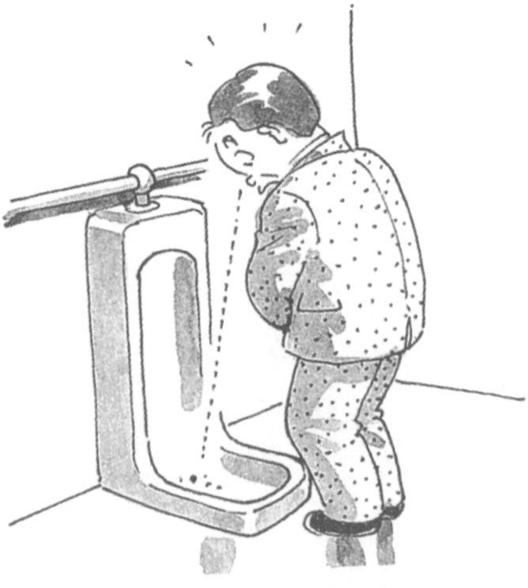

痛風患者併發尿路結石的比率約為1成。

因痛風併發症而佔死因上位的「腎臟病」

體內尿酸量過剩，沈積於腎組織而引起併發症

像「痛風腎」這種疾病，從字面上就可以知道痛風與腎臟病有密切關係。

腎臟收集血中老舊廢物或體內多餘物質而將其排出體外，並且再吸收必要物質，是具有重要功能的臟器。

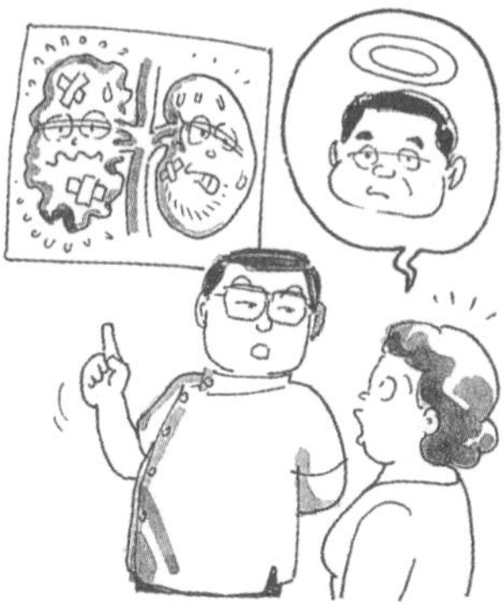

昔日腎臟病高居痛風死因的上位。

痛風併發腎臟病時，尿酸沈積於腎組織，使得細動脈硬化，影響尿液的生成與排泄，降低腎功能。

腎功能減退，症狀惡化，最後引起腎功能衰竭。老舊廢物無法處理排出，併發尿毒症，造成危險狀態。

現在已經確立痛風治療法，所以因爲尿酸引起尿毒症而致命的例子較少。不過在以前，因爲痛風所引起的腎臟病卻是高居死因上位。

腎臟無法順暢處理尿酸，導致腎功能逐漸降低

在此，稍微詳述與痛風有密切關係的腎功能。

健康人在體內製造出來的多餘尿酸，約70％經由腎臟排到尿中，成爲尿液排出體外。其次，剩下的尿酸排泄到腸管，隨著糞便一起排出體外，或混入汗水中自然排出體外。亦即能夠藉由代謝作用順暢的控制尿酸。

但是，因爲某種理由，體內過剩製造出尿酸，腎臟來不及處理，或腎臟本身功能衰退時，則無法順暢的排泄尿酸。

像這樣，超出腎臟處理能力而過剩生產尿酸，或腎臟出現毛病而無法充分處理尿酸時，體內的尿酸量增加，同時，聚集在腎臟的尿酸會沈積於腎組織，使得腎功能減退。

要注意腎功能減退所引起的高血壓或動脈硬化

即使腎臟受損，但是只要在早期接受治療，就可能防止併發尿毒症。

不過，痛風依然和腎臟病有關。現在，與其在乎尿毒症，還不如說腎功能減退所引起的高血壓或動脈硬化反而更需要注意。這些症狀是引起腦、心血管疾病的關鍵，居痛風死因的上位。

一旦輕忽痛風，就會經歷高尿酸血症↓痛風↓痛風腎↓高血壓、動脈硬化↓腦、心血管疾病↓死亡的過程。

▷體內的尿酸

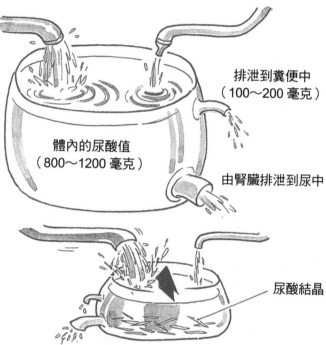

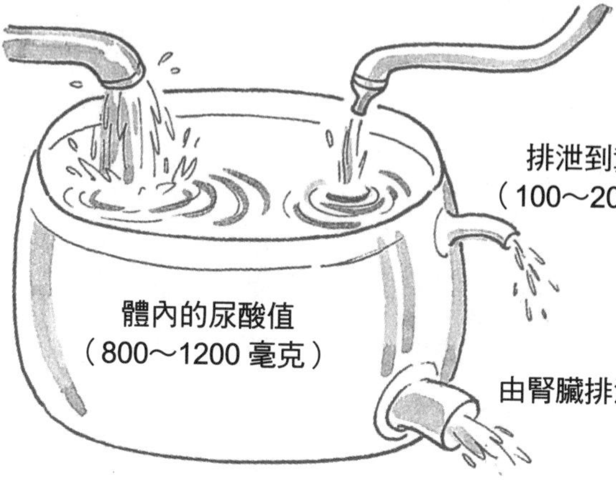

在體內合成的尿酸增加太多時，
尿酸池會變大。

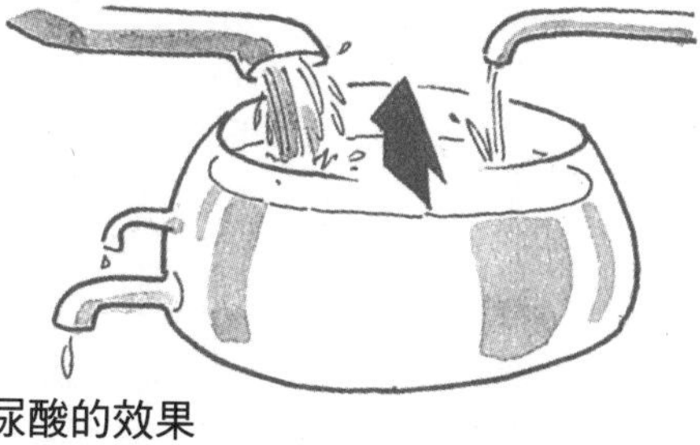

經由尿液排泄尿酸的效果
不佳時，尿酸池也會變大

與痛風關係密切的糖尿病

糖尿病是諸病的根源，痛風則為其併發症之一

糖尿病是指胰臟分泌的胰島素因爲某種理由不足，或胰島素功能減退，血糖出現異常高值的疾病。

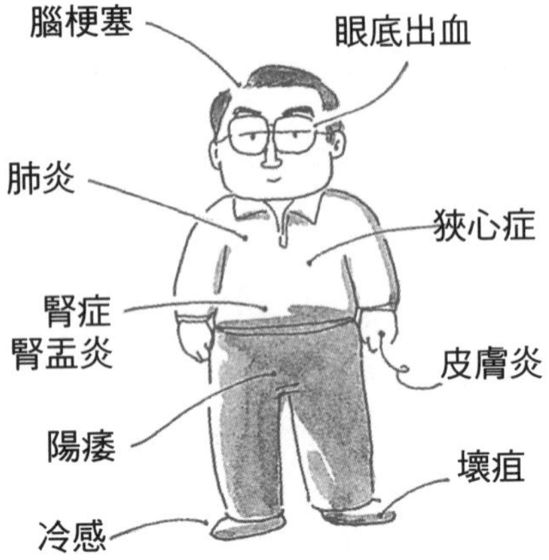

糖尿病是諸病的根源。

糖尿病是引起高血壓或高脂血症的要因，會促進動脈硬化，最後引發腦中風或心肌梗塞。糖尿病也是諸病的根源，會與全身各種疾病合併出現。而痛風也是糖尿病的併發症之一。

痛風容易併發糖尿病

糖尿病容易併發痛風，而痛風也容易併發糖尿病。

痛風與糖尿病會成爲併發症出現，尤其

痛風患者罹患糖尿病的比率相當高。

痛風和糖尿病兩者的關係十分密切。

痛風的併發症糖尿病是因為肥胖或暴飲暴食造成的

糖尿病分爲自己無法分泌胰島素的Ⅰ型糖尿病，以及肥胖、暴飲暴食、營養過剩造成胰島素分泌障礙或胰島素作用不足的Ⅱ型糖尿病兩種。伴隨出現痛風的糖尿病，多半是屬於後者。

基本上，Ⅱ型是不需要藉助胰島素治療的糖尿病，而要重視食物療法。

因此，痛風與糖尿病合併出現時，要調整攝取的熱量，控制體重，去除糖的代謝異常，改善血糖值。

尿酸值較高時血糖值也較高，那麼血糖值較高時，尿酸值也較高！?

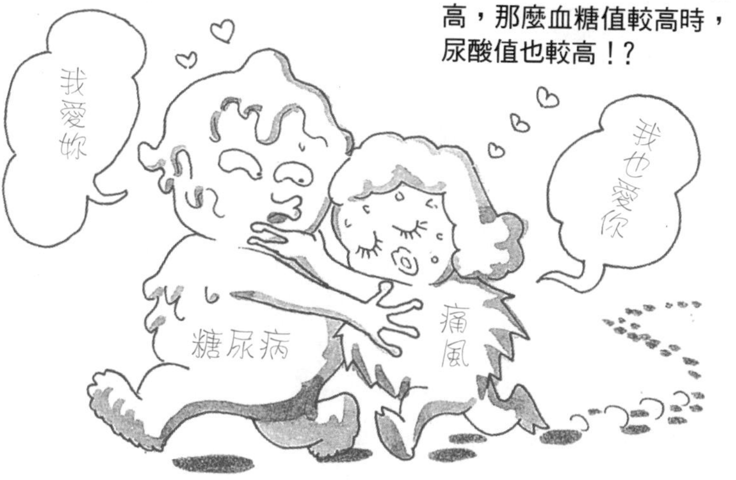
我愛妳
我也愛你
糖尿病
痛風

痛風與糖尿病的關係密切。

因腎功能減退或肥胖而引起的「高血壓」

痛風會導致腎功能減退，使血壓上升

高血壓、痛風與高尿酸血症併發的頻率極高。痛風會併發高血壓，是因爲尿酸沈積於腎臟，造成腎功能減退，或暴食、美食等營養過剩引起肥胖等原因造成的。

最近，胰島素抗性這種全身性代謝異常的共同基礎高血壓，其併發高尿酸血症的例子也屢見不鮮。

痛風併發高血壓時，會加速動脈硬化的進行，容易引起腦或心血管的毛病。另外，

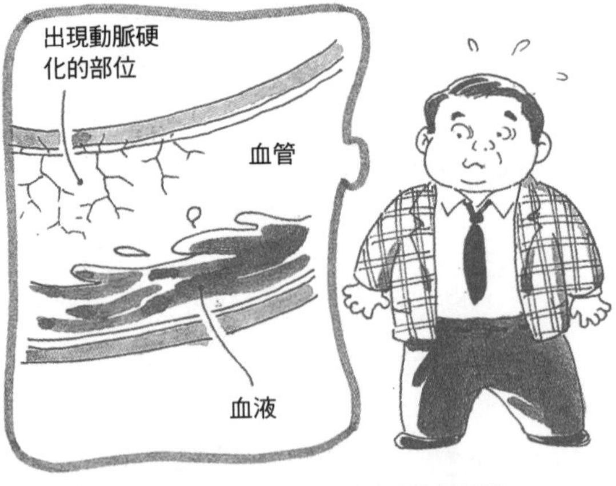

痛風併發的高血壓，多半是肥胖促進動脈硬化而發病。

高血壓也會因爲增齡、壓力、遺傳、過剩攝取鹽分等要因或原因不明而發病。

痛風與高血壓合併出現時要注意藥物的使用

痛風併發高血壓，或高血壓併發痛風時，在藥物的使用上要十分注意。高血壓的治療會使用多種降壓劑，而有的藥物會使尿酸值上升，成爲痛風的原因。

使尿酸值上升的高血壓治療藥，主要是噻嗪類的降壓利尿劑。痛風併發高尿酸血症時，要避免使用這種藥物，改用不會影響尿酸值的β—阻斷劑或鈣拮抗劑。

沒有自覺症狀的高血壓，要儘早謀求對策

血壓的數值，以舒張壓在85㎜Hg以下、收縮壓在130㎜Hg以下最爲理想。

高血壓沒有自覺症狀，置之不理會促進動脈硬化的進行，等到症狀出現時，大多爲時已晚。因此，早期發現和治療很重要。

▷血壓的分類（WHO／ISH）

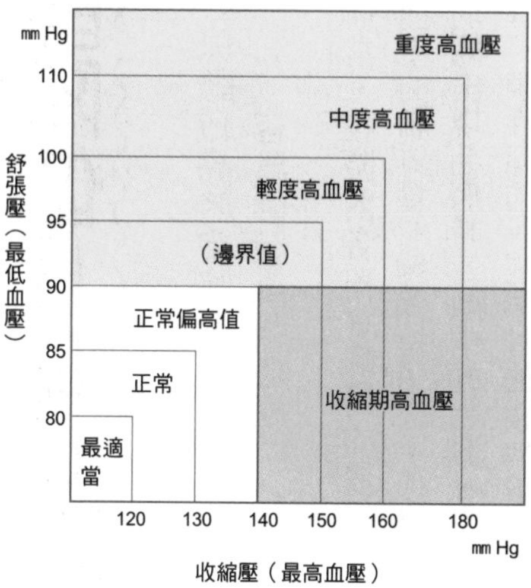

尿酸降低ＨＤＬ而引起的「高脂血症」

尿酸較高時會降低ＨＤＬ，容易併發高脂血症

通常，在體內各器官順暢的發揮作用下，血中的脂質量能夠保持平衡。但是當此調節功能出現毛病時，血中的脂質，尤其是膽固醇、中性脂肪（三酸甘油脂）會異常增加，形成高脂血症。

高脂血症是因爲攝取高熱量飲食、運動不足、肥胖、壓力等而引起。會成爲問題，是由於這些原因會促進血管動脈硬化，成爲心肌梗塞、腦血管障礙的原因。

高脂血症和成爲痛風根源的高尿酸血症，兩者擁有很多共同原因，關係密切。尿酸會降低能夠預防高脂血症的好膽固醇（ＨＤＬ），所以當尿酸值較高時就容易併發高脂血症。

現在，動脈硬化學會的指導方針是，治療高脂血症時，以血清膽固醇240 mg／dℓ以上、血清三酸甘油脂140 mg／dℓ以上爲標準。

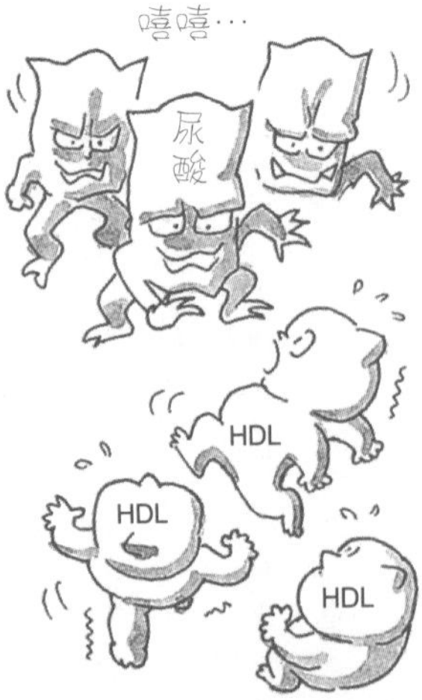

尿酸會抑制好膽固醇（HDL）的作用。

痛風促進動脈硬化而誘發的「心肌梗塞」

痛風會促進動脈硬化，最後誘發心肌梗塞

排名死因前3位的是癌症、心臟病、腦中風。其中，心肌梗塞等缺血性心臟疾病的死亡率逐年攀升。

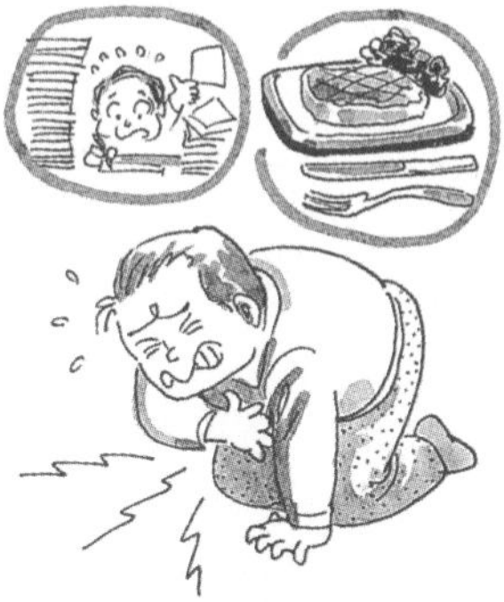

缺血性心臟疾病增加的遠因是痛風。

心肌梗塞是供給心臟肌肉（心肌）血液的粗大動脈（冠狀動脈）引起動脈硬化，血液無法順暢流動或心肌壞死而引起。

任何人上了年紀後，都會出現造成心肌梗塞原因的動脈硬化，但是進行的程度具有很大的個人差異。

尿酸值較高而引起痛風時，會促進動脈硬化，而併發糖尿病、高血壓、肥胖時，更會加速動脈硬化的進行。各種要因產生強化作用，最後就會誘發心肌梗塞。

腦動脈明顯的出現動脈硬化時，會成爲腦中風或腦軟化症的原因。

專欄 年過40歲要定期接受檢查

全身檢查的種類

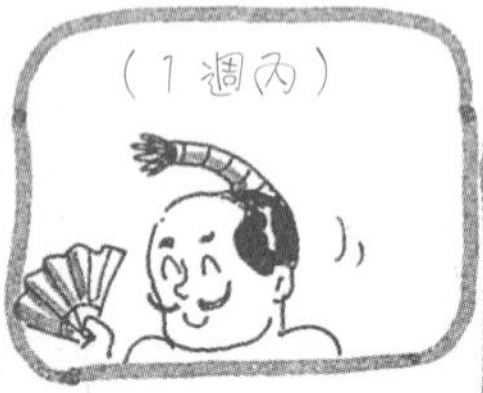

- 即「1 週全身檢查」，住個人房接受檢查的費用較高。

※事前要確認內容與費用，安排適合自己的檢查。

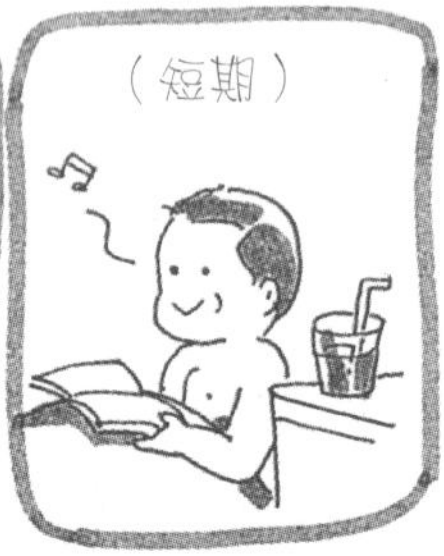

- 住宿1～2天兼具休養效果的「短期全身檢查」。

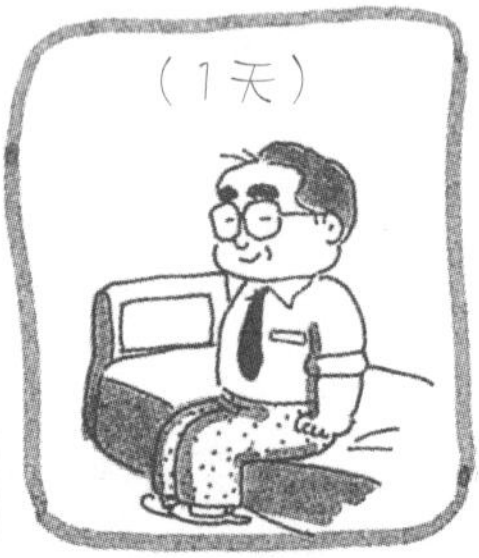

- 忙碌的人可以選擇當天來回的「1 天全身檢查」。

痛風及其併發症多半沒有自覺症狀，一旦發現時，病情已經相當嚴重。因此，要定期接受檢查，儘早發現異常。

接受綜合性檢查健康狀態的全身檢查，有助於早期發現疾病、早期治療。

即使沒有發現異常，也能夠確立今後的健康管理方針，同時也具有得到寶貴資料的優點，能夠防範疾病的發生於未然。

年過40歲，每年最少要接受1次全身檢查。

3章 檢查與診斷法

- 原則上痛風的診斷從問診開始
- 血清尿酸值是診斷痛風的重要指標
- 男性的尿酸正常值為7.0 mg／dℓ以下
- 藉由尿量測定尿酸排泄量也是有效的方法
- 最確實的方法是檢查關節液中的白血球
- 容易和痛風混淆的各種疾病

〈專欄〉分辨痛風發作的方法

原則上痛風的診斷從問診開始

正確判斷疾病就能夠進行正確、順利的治療

對於痛風更要特別去了解疾病的眞相，進行正確的診斷。如果醫師能夠正確判斷症狀的原因疾病，就能夠確立治療方針，藉由萬全的體制來進行預防與治療。

初診時所進行的問診，是醫師以口頭方式詢問受診者一些狀況，是非常重要的檢查法。原則上，痛風的診斷要從問診開始。

放鬆心情接受問診，正確回答醫師的問題

痛風問診的主要內容，如次頁圖所示。問診有助於醫師確立治療方針，可將資料建檔儲存。如果患者不確實、詳細的回答，就無法順利的預防或治療疾病，甚至會造成不良影響。

接受問診時，要信賴醫師，放鬆心情老實回答。

痛風發作後再接受初診，醫師多半會進行緩和疼痛的對症療法。醫師經由問診，可以了解到是否罹患痛風。疑似痛風時，也可以進行檢查，做出正確的診斷。

▷問診的主要內容

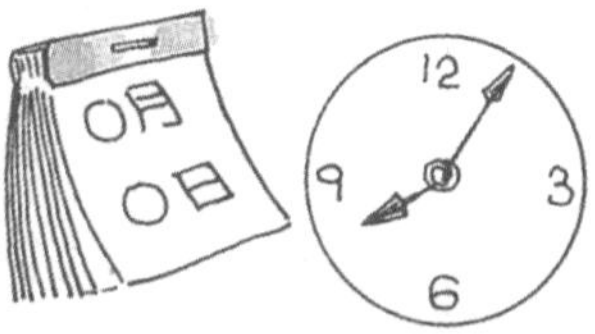

①引起痛風發作時日

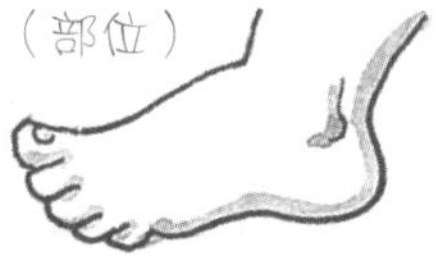

②發作部位

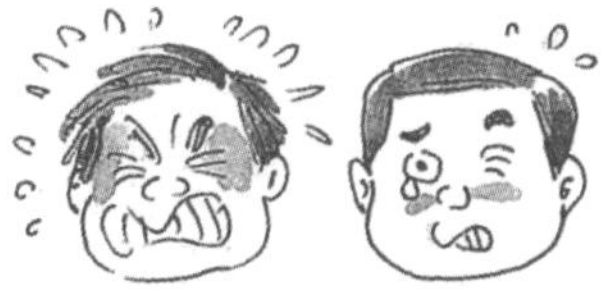

③具體的發作症狀
（疼痛的程度）

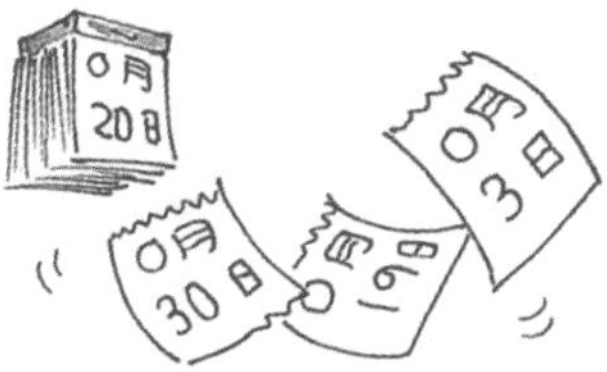

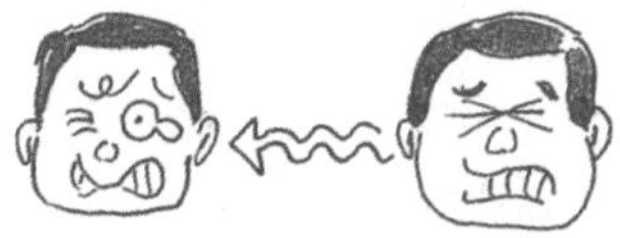

④發作次數與症狀的持續性

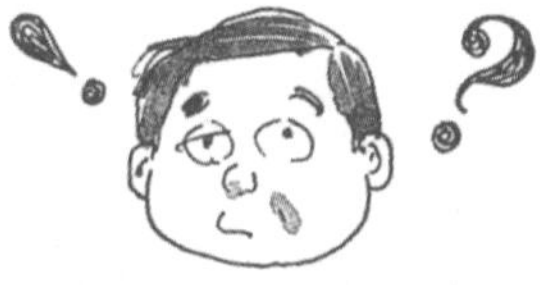

⑤發作前有無自覺
症狀及症狀為何

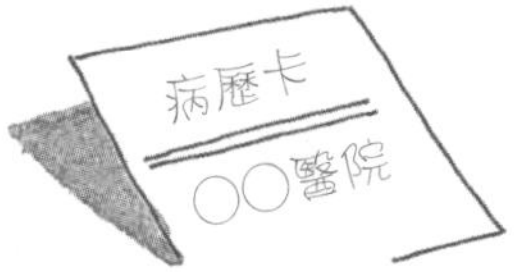

⑥有無痛風治療史

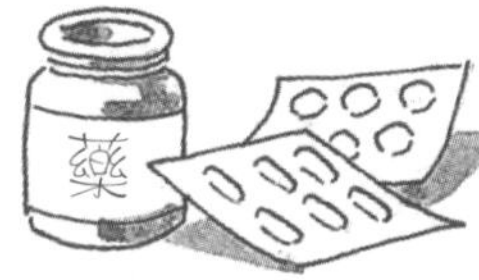

⑦有無併發症與藥物的服用

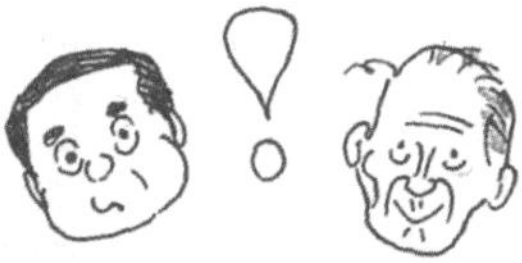

⑧有無痛風家族史

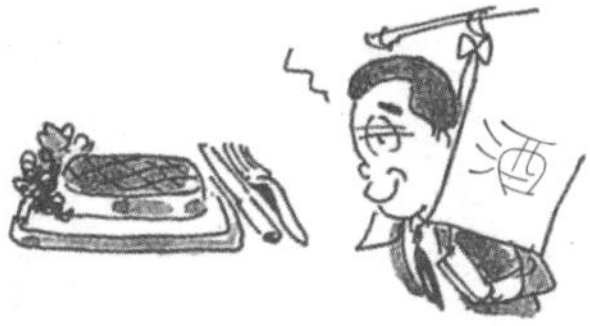

⑨生活態度與生活環境

血清尿酸值是診斷痛風的重要指標

測定尿酸值是知道蓄積在體內尿酸量的重要檢查

診斷痛風的檢查項目有很多，最重要的是測定血中尿酸值（血清尿酸值）。藉由血清尿酸值，可以知道體內到底蓄積多少成為痛風或高尿酸血症原因的尿酸，是診斷痛風的一個重要指標。

經由抽血，利用自動分析器來檢查血清尿酸值。最近，醫療儀器發達，開發出很多優良的測定儀器，可在短時間內正確測得尿酸值。

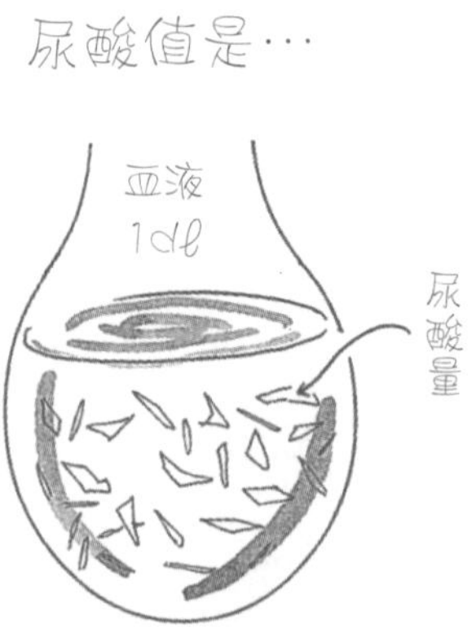

尿酸值是將採取的血液放入自動分析器中測出的數值。

生活型態會影響尿酸值，只要在正常範圍內就不必擔心

尿酸值是以1分升血液中有幾毫克尿酸的數值來表示。

尿酸值會因性別、年齡等的不同而出現

▷這些情況會使尿酸值上升

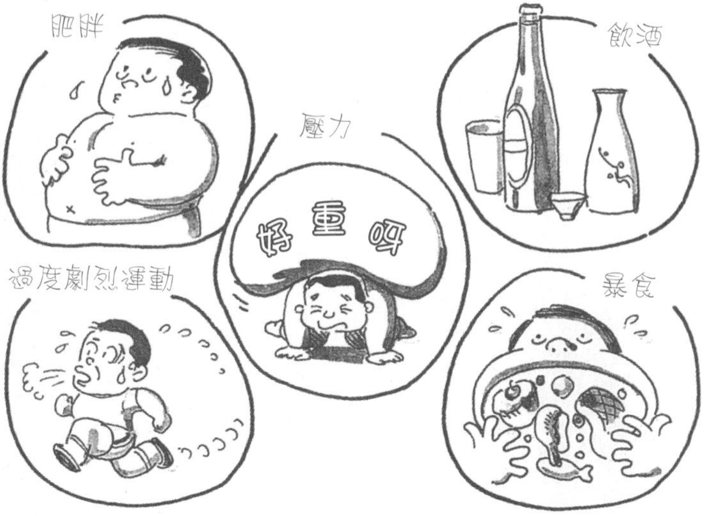

個人差異，而且1天中也會出現變化，這就是生理變動。1天的生理變動幅度很小，但若以1週或1個月爲單位來觀察，有時會出現大幅度的變動。

變動要因有很多，例如經常喝酒、工作忙碌、出差而引起身心壓力等，都會導致尿酸值上升。

另外，運動不足、暴飲暴食、體重增加，也會使得尿酸值上升。

尿酸值會因爲生活方式或內容而產生變動，也會因爲身體不適而出現誤差。

就醫學觀點而言，在正常範圍內會出現些許誤差，是生理的變動幅度，不是什麼大問題。關於尿酸值的看法，必須由專科醫師來加以評斷。

男性的尿酸正常值為7.0 mg／dℓ以下

考慮生理變動幅度，尿酸值在7.0 mg／dℓ以下就ＯＫ

尿酸的正常值，目前是以7.0 mg／dℓ以下爲標準。

痛風原因高尿酸血症的分類，一般而言，是以尿酸值6.0 mg／dℓ以下爲正常範圍。但是若將生理變動幅度6.5～7.5 mg／dℓ的範圍也納入考量，則應該以7.0 mg／dℓ以下爲正常範圍。

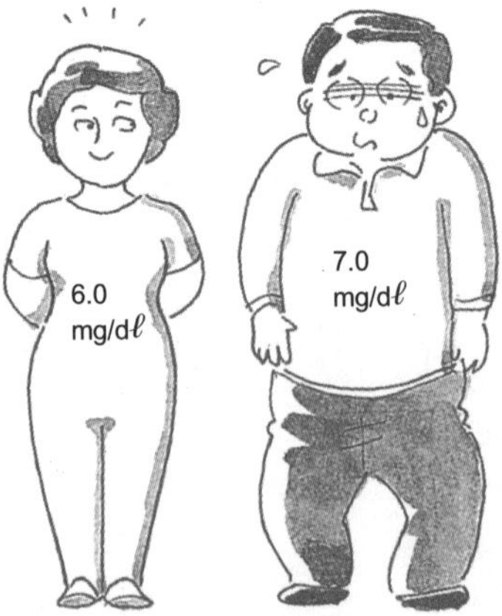

原本男性的總尿酸量就多於女性！

女性的尿酸值比男性低，要以6.0 mg／dℓ以下為基準

正常尿酸值的範圍，男女有些差異。男性的正常值爲7.0 mg／dℓ以下，女性則更低，

以6.0 mg／dℓ以下爲標準。

痛風患者90％以上爲男性。女性因爲尿酸總量比男性少，所以痛風患者也較少。

女性尿酸總量較少，這與和懷孕、生產關係密切的女性激素的增減有關。此外，與男性相比，女性腎臟的尿酸廓清率（尿中的尿酸排泄）良好，所以尿酸值較低。

▷由男女的年齡層來看尿酸值的變化

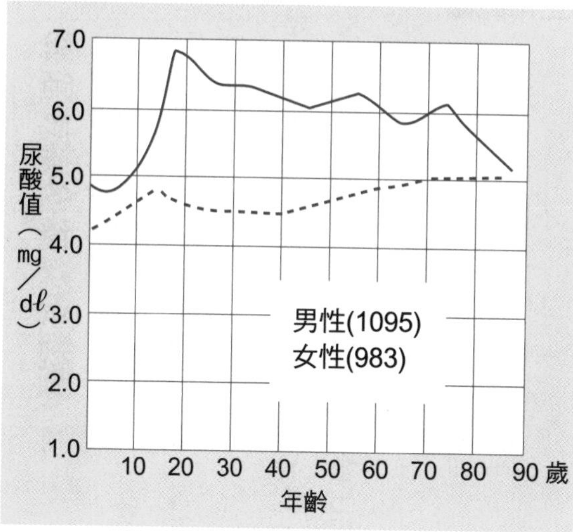

目前還無法確立出正常與異常的尿酸數值

關於尿酸的正常值，專科醫師們的見解各不相同，因爲到目前爲止，還無法確立出正常與異常的數值。

理論上，溶解於血中的尿酸應該是6.4 mg／dℓ，而能夠穩定溶解的尿酸值，其上限（飽和濃度）則爲7.0 mg／dℓ。

尿酸值在7.0 mg／dℓ以上，表示身體某處可能正在進行尿酸結晶化。所以，飽和狀態的7.0 mg／dℓ爲正常的上限。

醫師根據各種狀況判斷個人的理想尿酸值

正常、理想的尿酸值，因人而異，各不相同。

是否會引起痛風發作？是否有併發症，而其程度又是如何？經常使用藥物，會出現什麼情況？基於各種理由，每個人的理想尿酸值都不同。

一般來說，男性以3.5～7.0 mg／dℓ、女性以2.6～6.0 mg／dℓ爲正常範圍。不過，目前仍無法斷定個人的理想尿酸值。

痛風與高尿酸血症的治療，由醫師根據患者的各種狀況或病情，訂立各自的目標值。

▷一般尿酸值的正常範圍

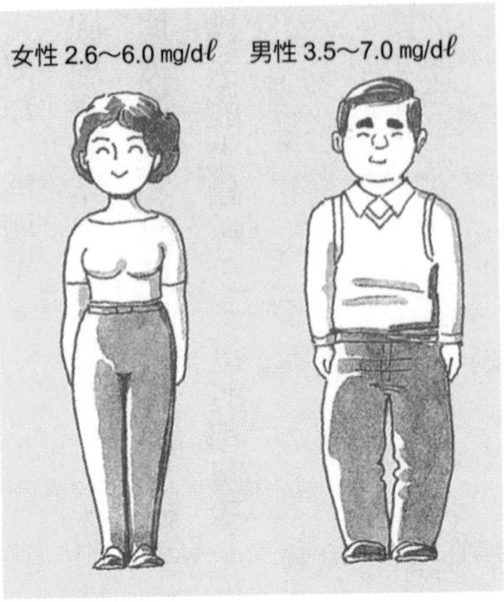

尿酸值越高越容易引發痛風

尿酸值的標準，如左圖所示。不過，區別正常與異常的數值範圍不是絕對的，只是個參考值。有的人數值較高也不會發作。

但是尿酸值較高時，就算症狀或狀況沒有出現具體的變化，也必須要在健康管理上謀求一些對策。

痛風的一大特徵是，尿酸會大量蓄積在關節部位，引起關節炎。所以，血清尿酸值越高就越容易發作。

尿酸值8.0 mg／dℓ以上的高尿酸血症要早期治療

高尿酸血症和痛風都是代謝異常的疾病，長期不理會，不但會引起痛風發作、腎障礙，也會直接或間接成爲缺血性心臟疾病（心肌梗塞等）或腦血管障礙（腦梗塞等）的危險因子。目前，血清尿酸值的標準是以7.0 mg／dℓ爲上限。使用藥物的降尿酸療法，則與年齡、性別、是否發作無關，要從8.0 mg／dℓ來考慮，治療目標爲6.0 mg／dℓ以下。

有痛風、尿路結石的病史或家族史的人，以及有高脂血症、高血壓、糖尿病、缺血性心臟疾病等危險因子的人，要儘早控制尿酸。

▷高尿酸血症的管理標準值

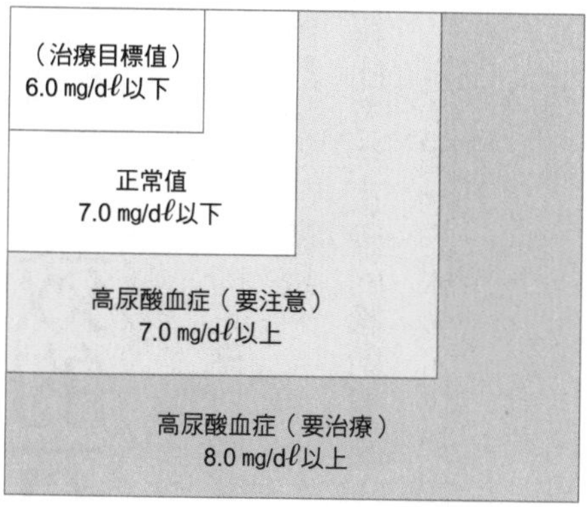

藉由尿量測定尿酸排泄量也是有效的方法

收集1天的尿量，能夠更正確的測定尿酸排泄量

痛風診斷最常見的方法，就是檢查尿酸值。不過，檢查1天的尿酸排泄量，也是有效的診斷法。人體內每天都會合成尿酸，大部分的尿酸經由代謝活動由腎臟排泄到尿中。因此，採尿進行檢查，就可以知道尿酸量（濃度）。

但是，腎臟會因爲攝取水量的不同而調節尿量，亦即尿酸濃度會因攝取水量的多寡而產生差異。就算檢查暫時排出的尿，也未必能掌握體內製造出來的正確尿酸量，所以無法成爲診斷痛風的關鍵。

想要藉此方法正確的診斷痛風，就要收集1天（一定時間）的尿量，再算出尿酸的排泄量。

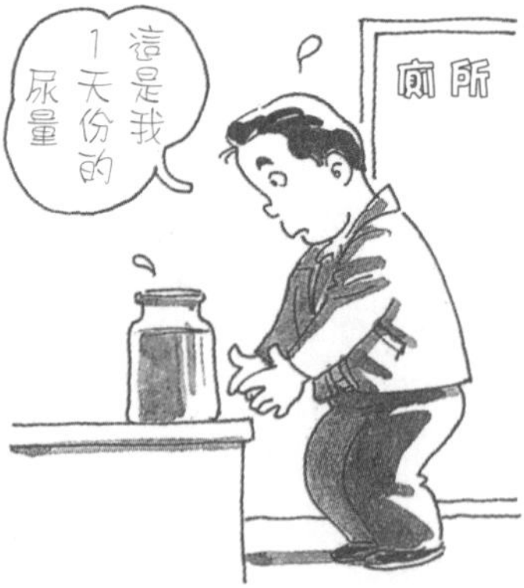

光靠暫時排出的尿，無法正確診斷痛風。

收集1天份的尿量，攪拌後少量放入小容器中

成人1天的尿量平均爲2～3公升。檢查尿酸排泄量的方法是，首先將1天的尿量收集在容器中（蓄尿）。

然後記錄份量，用棒子充分攪拌，取10毫升放入小瓶或燒杯中（採尿），剩下的倒掉不用。

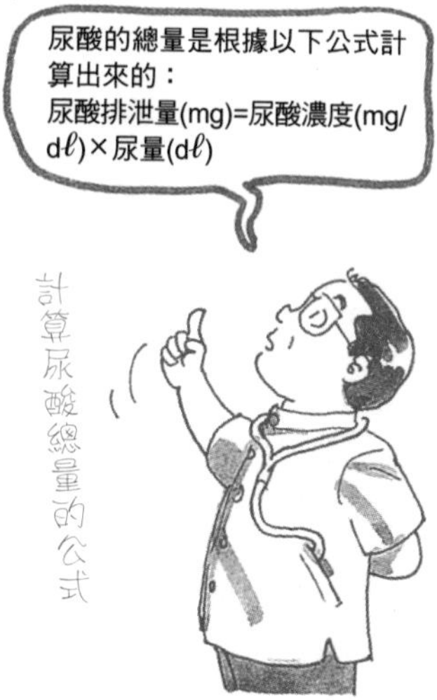
尿酸的總量是根據以下公式計算出來的：
尿酸排泄量(mg)=尿酸濃度(mg/dℓ)×尿量(dℓ)
計算尿酸總量的公式

最近，也開發出方便測定的採尿器具（蓄尿容器），能夠立刻讀取尿量。

如果是使用沒有刻度的水桶等容器，首先要在容器中尿量的位置上用奇異筆做記號，然後將尿倒出，放入等量的水，倒入量杯中正確加以測定。

將採集的尿帶到醫院，報告1天的總尿量

將採集的少量尿帶到醫院，並告訴醫師1天的總尿量。

藉由測定這個尿的尿酸濃度，可以算出尿酸的總量，做出是否罹患痛風的診斷。此外，也可以推測有無併發症以及進行的程度。

▷採尿時的注意事項

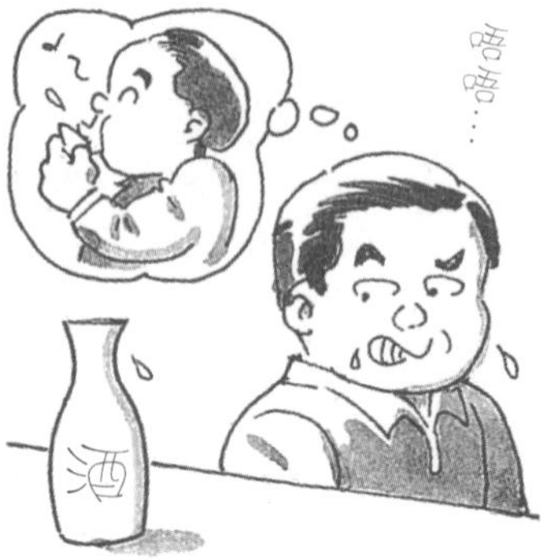

②採尿期間不要喝酒

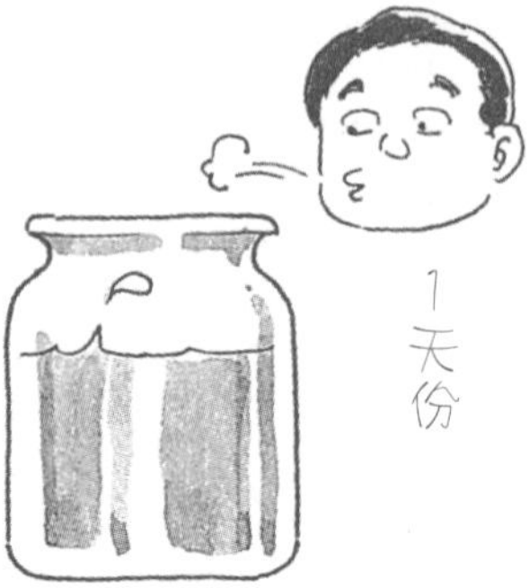

①決定時間，將 24 小時份（1 天份）的尿全部收集

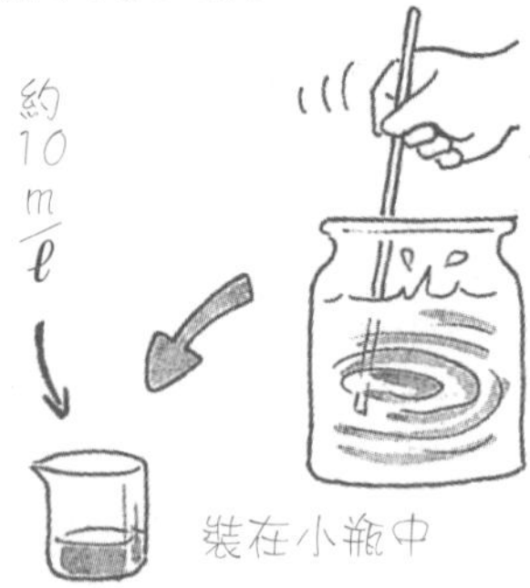

④從蓄尿的容器採尿時，要先攪拌均勻。

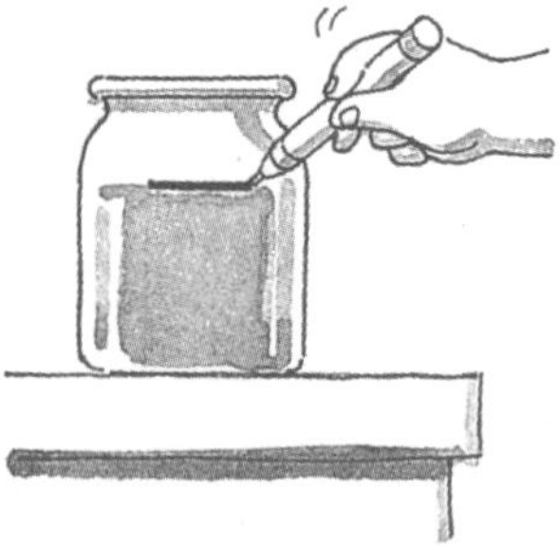

③要測量蓄積的尿的總量

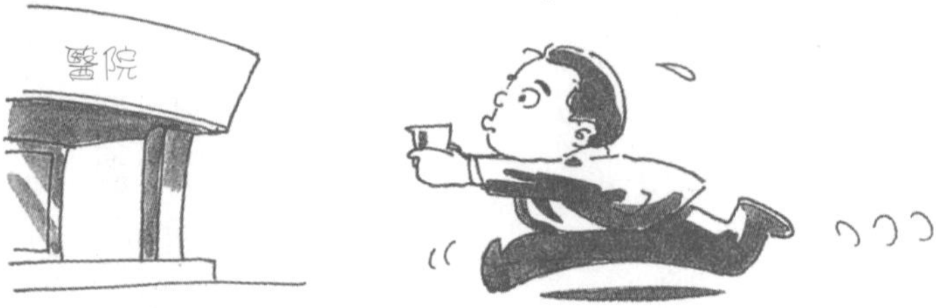

⑤採尿後，最慢 2 天內要將尿帶到醫院去。

最確實的方法是檢查關節液中的白血球

檢查患部的白血球，能確實診斷是否罹患痛風

關節發炎、關節痛等，類似痛風的疾病很多，醫師在診斷是否罹患痛風時，也需要慎重其事。

一旦誤診而採用錯誤的治療，不僅疾病無法復原，甚至更加惡化。

確實診斷痛風的方法，就是從發作的患部關節直接抽取關節液進行檢查，稱爲關節穿刺法。

痛風發作是尿酸積存在關節等部位，形成結晶，基於某種關鍵，白血球發動攻擊而引起的發炎症狀。

只要發現關節液中有攻擊尿酸的白血球（多核白血球），就可以做出「痛風」的診斷。

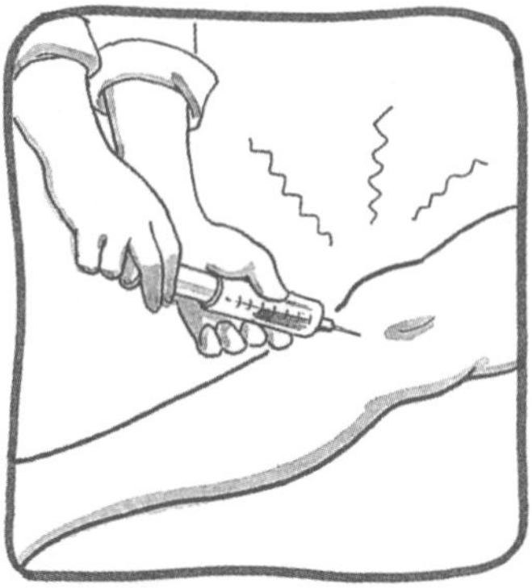

痛風診斷以抽取關節液檢查白血球的方法最確實。

將針刺入發作患部的檢查，雖然疼痛但不具危險性

檢查關節液的關節穿刺法，就是將注射針刺入疼痛的患部，患者需要忍受雙重的痛苦。

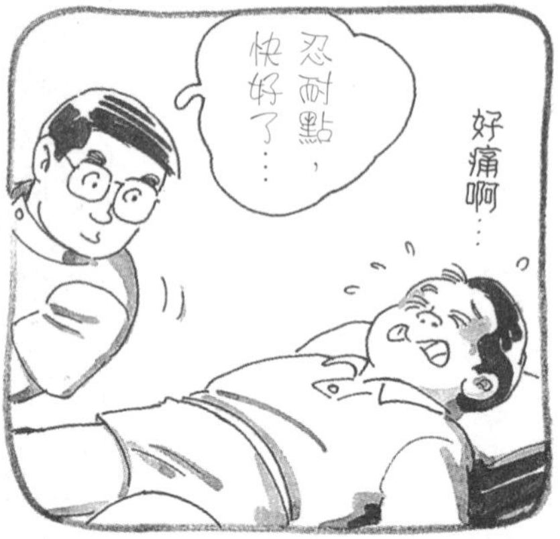

為了健康，要忍耐檢查時的疼痛。

但是，在無法確認痛風時，抽取關節液的方法是非常重要的檢查法。藉由這個方法確認痛風，醫師就可以確立治療方針。

因此，雖然疼痛，也要忍耐接受醫師的檢查。這種檢查法不具任何危險性。

痛風診斷檢查與尿酸結石或腎功能檢查一樣重要

診斷痛風的檢查法，還有利用X光檢查關節部軟骨狀態的方法。

因爲尿酸而引起的尿路結石約佔痛風患者的10％，所以檢查容易併發痛風的尿酸結石也很重要。通常，利用X光不易發現尿酸結晶，因此，最好採取結石，直接檢查成分，或將尿液放入離心分離器中，檢查細胞

成分。

另外，因爲痛風而容易受損的腎功能的檢查也很重要。可利用超音波，或將碘液注入腎靜脈的腎盂造影法，來進行檢查尿酸的影響程度。

無法利用關節液診斷痛風時，可經由各種檢查做綜合判斷

前面提及，關節穿刺法是診斷痛風最確實的方法，但並不是每個人在發作時才接受檢查。此外，就算發作時接受檢查，有時也無法抽取關節液。

這時，可藉由前述的各種檢查，由醫師進行綜合性的判斷，診斷是否爲痛風。要信賴經驗豐富的醫師，接受檢查。

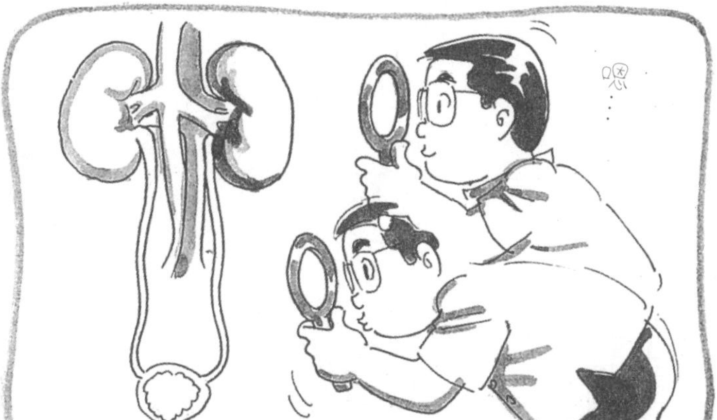

痛風診斷檢查，以及容易併發痛風的尿路結石檢查，
或因為痛風而容易受損的腎功能檢查都很重要。

容易和痛風混淆的各種疾病

類似痛風的疾病很多，昔日醫師辛苦的進行診斷

要區別疾病而進行正確的診斷（鑑別診斷），是進行治療前非常重要的工作。一旦誤診，非但疾病治不好，反而更為惡化。

尤其是痛風，昔日醫師專業知識不夠，醫療設備不足無法確立檢查法，所以經常發生誤診的事件。

處理人命的醫師，當然不容許發生誤診的事態。不過，類似痛風的疾病很多，實在令醫師們傷透腦筋。

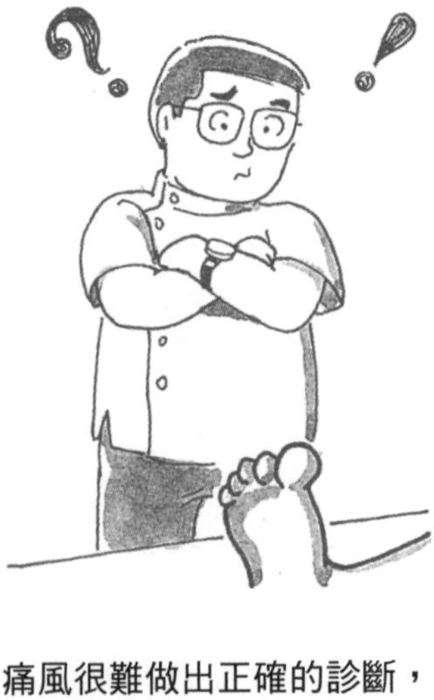

痛風很難做出正確的診斷，令醫師們頭痛不已。

現在只要接受正確的檢查，就可以避免發生誤診

現在，醫師們對於痛風具有足夠的醫療

▷容易和痛風混淆的疾病

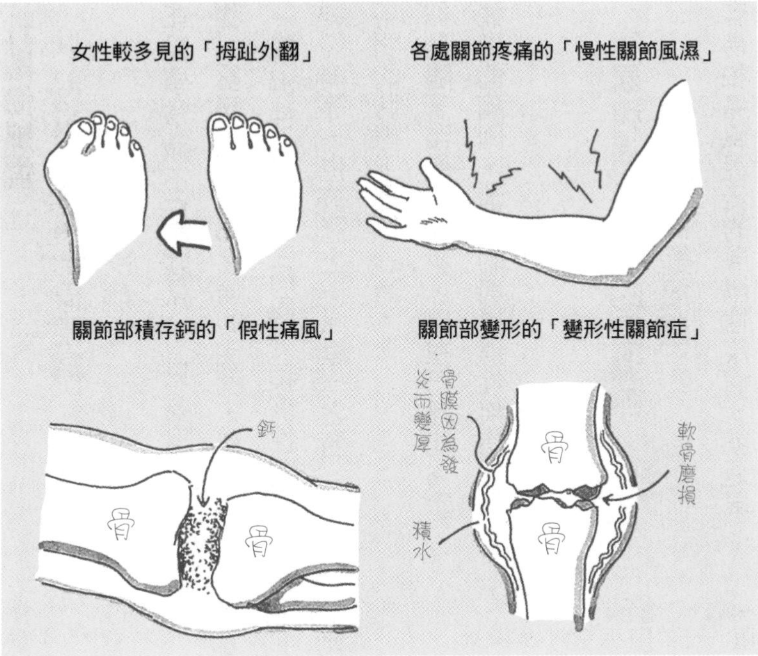

知識，再加上檢查儀器與技術的先進發達，藉由分工合作建立完善的檢查體制，所以誤診的事件十分罕見。

不過，仍然存在很多類似痛風的疾病，必須藉由檢查才能夠做出正確的診斷。老實說，痛風的確是讓醫師感到頭痛的疾病。

醫師在診斷時感覺棘手，外行人更是不可輕易自行診斷是痛風。

感到疑惑時，必須接受醫師的診斷，進行正確的治療。下面介紹與痛風症狀類似的疾病。

慢性關節風濕

以前將關節痛一律視為「風濕性疾病」

在醫學常識不足的時代，只要出現四肢、腰、肩膀等關節部疼痛的症狀，都一律視爲「風濕性疾病」。痛風、結核性關節炎、神經痛等，也被冠上「風濕」之名，在原因不明的狀態下進行診斷。

但是隨著醫學的進步，現在已經能夠診斷出痛風的病因，清楚的與風濕性疾病加以區分。

容易與痛風混淆的風濕熱與慢性關節風濕

容易和痛風混淆的風濕性疾病，就是風濕熱與慢性關節風濕。

風濕熱是溶血性鏈球菌（溶鏈菌）引起的，能夠輕易的檢查並做出診斷。

慢性關節風濕則是以手、腳、腰等上肢關節部爲主，出現疼痛與功能不全的現象。目前原因不明，必須經由仔細檢查才能做出診斷。

難以診斷的慢性關節風濕，仍有可和痛風區分的重點

區分痛風與慢性關節風濕的重點如下。

①痛風患者90％以上爲男性，而慢性關節風濕的患者60～70％爲女性。

②痛風關節部的疼痛大多發生在1處（單關節炎）。慢性關節風濕則同時出現在

2處以上（多關節炎），陸續引起疼痛，且症狀經常是左右對稱出現。

③痛風與慢性關節風濕的發作方式、初發症狀的發生部位、疼痛的性質不同（痛風突如其來的發作，主要是在以腳拇趾根部爲主的下肢部位出現初發症狀。慢性關節風濕則是疼痛程度慢慢增強，初發症狀多半出現在手部等上肢關節部位）。

經由專科醫師的初診，即可判斷是痛風、慢性關節風濕或其他疾病。但是爲了做出更確實的診斷，還是會進行尿酸值測定等各項檢查，最後再做判斷。

▷分辨痛風與慢性關節風濕的檢查重點

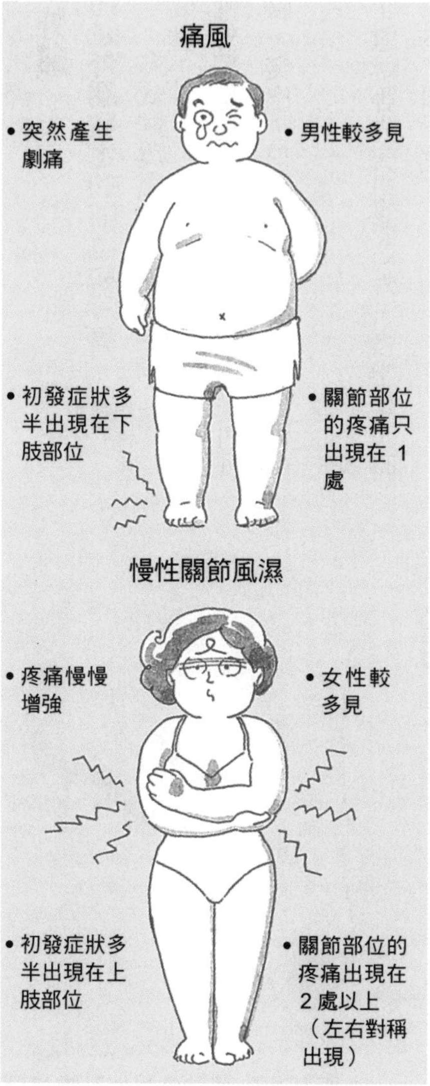
痛風
•突然產生劇痛
•男性較多見
•初發症狀多半出現在下肢部位
•關節部位的疼痛只出現在1處
慢性關節風濕
•疼痛慢慢增強
•女性較多見
•初發症狀多半出現在上肢部位
•關節部位的疼痛出現在2處以上（左右對稱出現）

■拇趾外翻

拇趾外翻發生的部位和疼痛方式與痛風發作完全相同

拇趾外翻是指，腳拇趾根部關節朝外側異常膨脹、突出，但拇趾前端卻朝內側彎曲的狀態。

除了遺傳等先天要素之外，多半是長時間穿鞋、壓迫腳所致。

症狀輕度時，不會影響日常生活。但是，在出現拇趾外翻的情況下，如果還持續穿著高跟鞋或鞋面較尖、較緊的鞋子，則會持續壓迫關節部，出現磨破腳的狀態，引起發炎。嚴重時會出現紅腫、劇痛。

嚴重的拇趾外翻，其發生部位和疼痛方式與痛風完全相同。

疑似痛風而就醫的女性，8成都是拇趾外翻

拇趾外翻的情形以女性較多見。疑似痛風而就醫的女性患者，8～9成都是拇趾外翻。

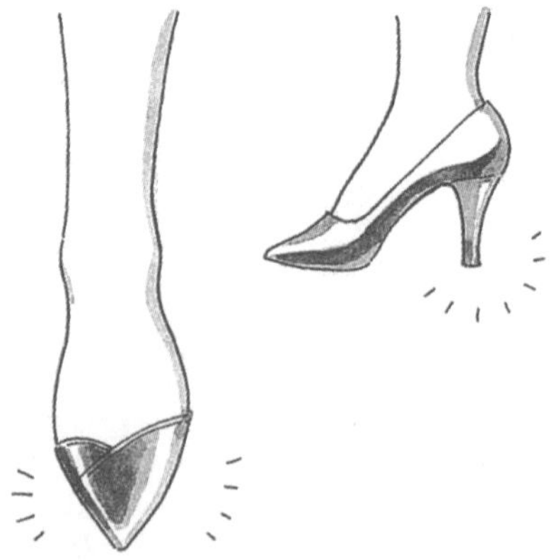

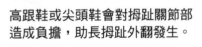

高跟鞋或尖頭鞋會對拇趾關節部造成負擔，助長拇趾外翻發生。

▷正常的腳形與拇趾外翻

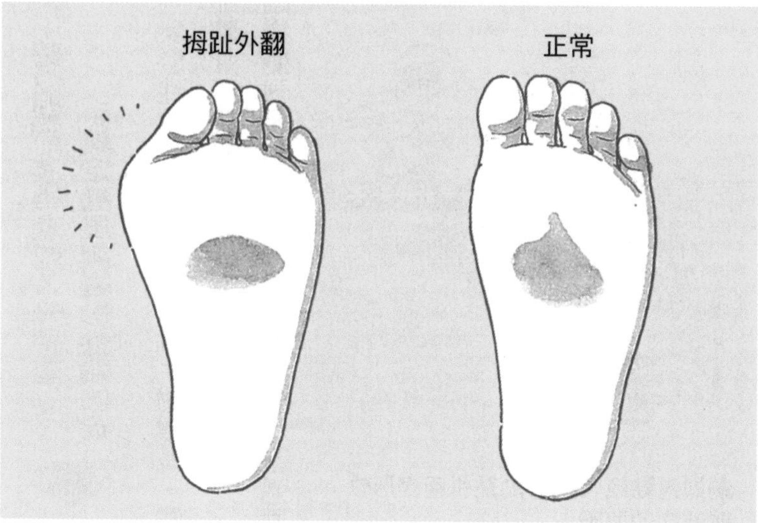

症狀是否與痛風有關？或是因爲拇趾外翻造成的？只要藉由X光檢查或測定尿酸值，即可知道答案了。

■變形性關節症

變形性關節症多半是40歲以後因為關節老化而發病

變形性關節症是指，身體的關節因爲某種因素而變形且伴隨疼痛出現的疾病。

一般而言，在關節部老化的40歲以後容易發病，尤其從事肉體勞動的人、經常扛重物而關節部承受較大負擔的人，較容易出現症狀。此外，身體關節部過度承受負荷的肥胖者也容易發病。

藉由關節液檢查或X光檢查來鑑定痛風與變形性關節症

變形性關節症是指，隨著年齡增長，關節部軟骨以及支撐軟骨的肌力老化、衰退，或因為劇烈運動、負荷過重而發病，不過原因多半不明。

發生部位方面，男性容易發生在支撐體重的膝、股關節、腰等下肢部位。女性除了下肢外，手或手指都容易出現症狀。

藉由抽取關節液進行檢查，或利用X光檢查，能夠鑑別診斷是痛風還是變形性關節症。

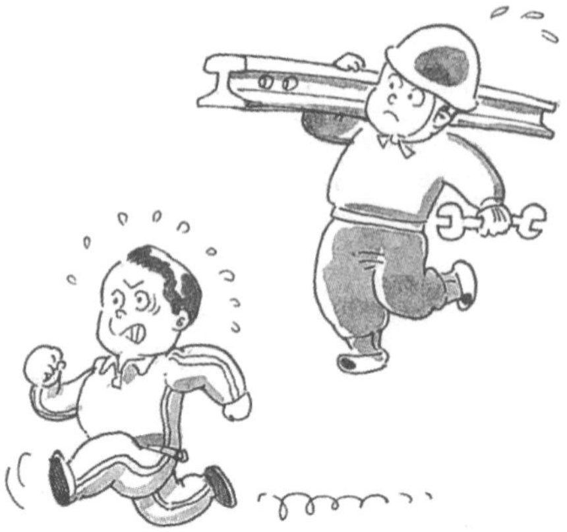

劇烈運動或肉體勞動是引起變形性關節症的要因。

■假性痛風

關節部積存鈣是假性痛風的直接原因

假性痛風又稱「偽痛風」。亦即症狀和痛風一模一樣，但是原因卻完全不同。

痛風的原因是尿酸（尿酸鈉）。痛風發作是尿酸在關節部結晶化，白血球為了加以排除而引起的發炎症狀。另一方面，假性痛風則是鈣（焦磷酸鈣）的結晶蓄積在關節部而引起。因爲含有鈣，所以看X光片即可一目了然。此外，焦磷酸鈣呈菱形，與尿酸結晶細長的針狀不同。

關於鈣積存在關節的原因，目前不明，但推測可能是關節軟骨部有鈣蓄積，白血球基於某種關鍵而發動攻擊，引起發炎症狀。

下肢關節整體都會發病，疼痛情況比痛風溫和

發作構造類似痛風，但是出現疼痛的方式與性質、發生部位、性別等，則有很大的不同。假性痛風的發作與疼痛，不像痛風那般劇烈，男女都可能發生。同時，初發部位不是以腳拇趾根部爲主，而是下肢關節整體都可能發病。

痛風與假性痛風的病態不同。爲了做出正確診斷，要藉由X光、關節液檢查等，調查鈣是否爲主要原因。

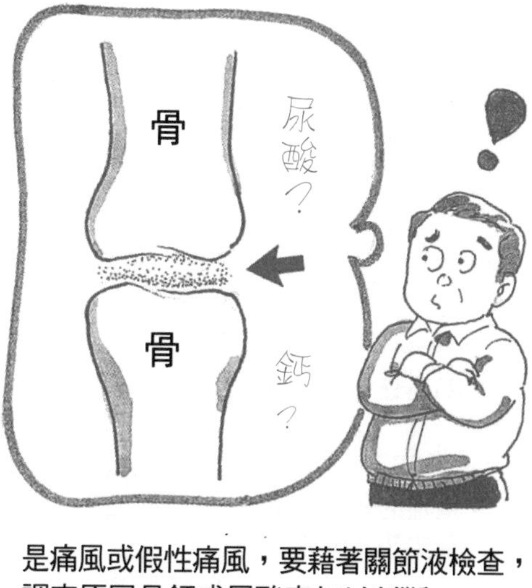

是痛風或假性痛風，要藉著關節液檢查，調查原因是鈣或尿酸來加以判斷。

專欄 分辨痛風發作的方法

※不能因為沒有符合全部項目就排除痛風的存在。
要由醫師做最後的判斷。

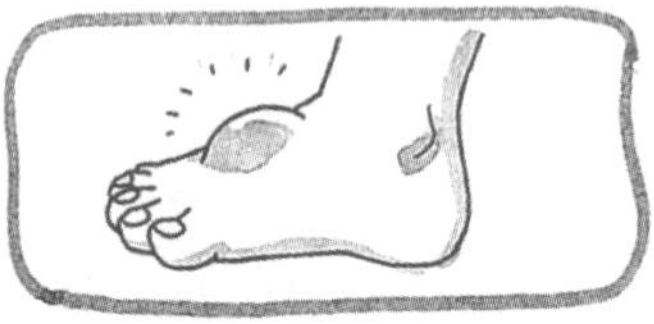

● 劇痛的部位腫脹、表面泛紅

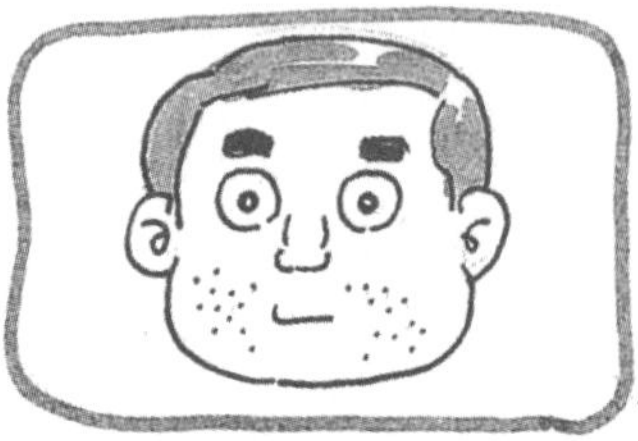

● 為成人男性

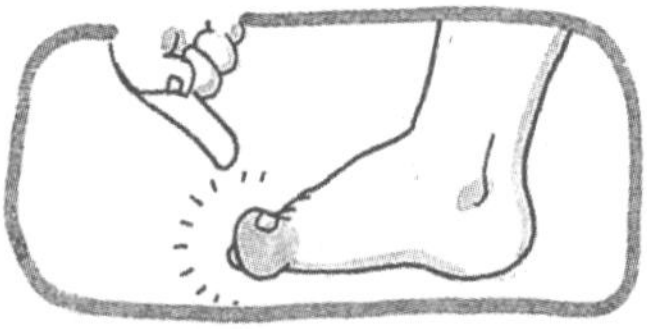

● 疼痛部位多半 1 次只出現在 1 處

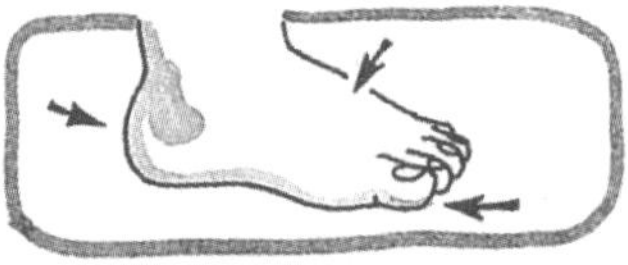

● 腳的拇趾、腳跟或腳背突然產生疼痛

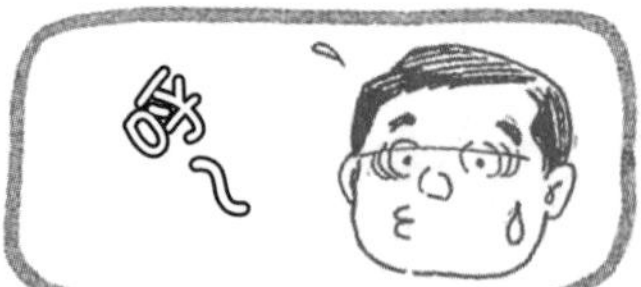

● 劇痛在 1 週內停止

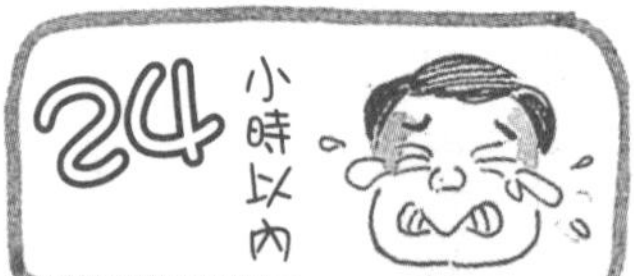

● 24小時以內疼痛達到顛峰

● 這樣的發作 1 年會出現 1～數次

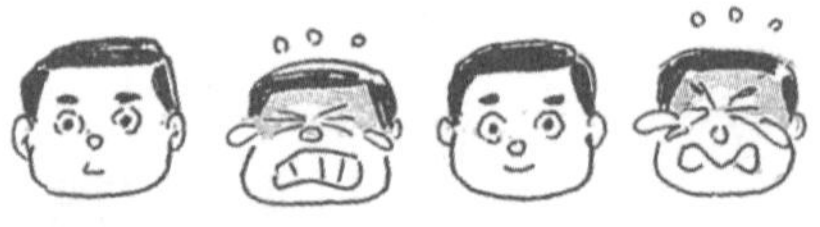

4章

治療法與日常照顧

- 治療痛風的目標在於改善尿酸值與預防併發症
- 發作時的痛苦要藉助秋水仙鹼或抗炎鎮痛劑的效力
- 停止發作後要進行使尿酸值保持正常的基本治療
- 利用尿酸合成抑制劑或尿酸排泄促進劑使數值正常
- 藥物治療初期也可能出現痛風發作
- 遵守醫師的指示來使用治療藥
- 日常生活中改善錯誤的飲食習慣最重要
- 酒類攝取要控制在總攝取熱量的1成以內
- 中年以後消除肥胖最重要
- 適度的運動可降低尿酸值，過度則會造成反效果
- 壓力對策是保持正常尿酸值重要的一環

〈專欄〉痛風要去看哪一科？

治療痛風的目標在於改善尿酸值與預防併發症

遵從醫師指示接受治療，就可以過著健康的日常生活

關於癌症與愛滋病，在現階段尚未確立決定性的治療法，同時，有些疾病也還沒有開發出特效藥。在半世紀以前，痛風就是這樣的疾病之一。

不過，現在已知它是尿酸代謝異常引起的疾病，也開發出許多新藥來。

目前，痛風的治療法大致上已經確立。只要遵從醫師的指示接受治療，就能夠和正常人一樣，過著健康的日常生活。

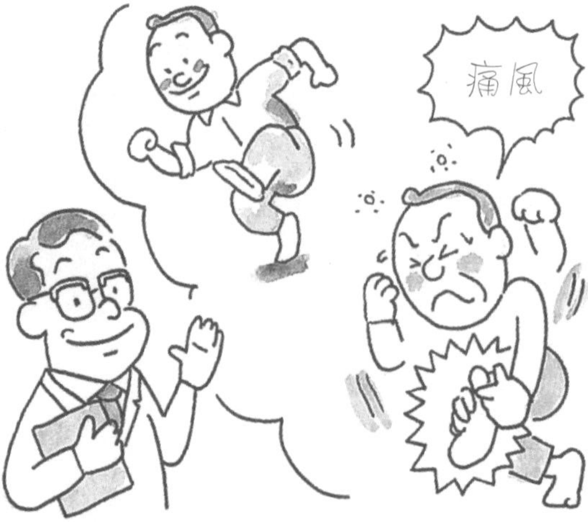

痛風與癌症或愛滋病不同，是目前已經確立治療法的疾病。

痛風發作的治療根本上與高尿酸血症的治療不同

痛風的治療，不可忽略伴隨劇痛出現的對症療法。但是，重點是要治療其根本，亦即高尿酸血症。

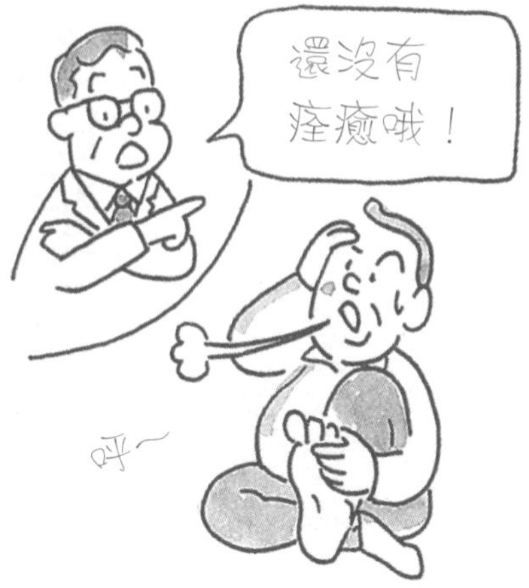

發作時的疼痛消失後，並不代表痛風已經治好了。

只要改善尿酸的代謝異常，則非但不會發作，同時，也可以防範因爲痛風引起糖尿病、高血壓、高脂血症、動脈硬化等併發症於未然。

很多人誤以爲利用對症療法抑制發作時的劇痛，就是結束痛風的治療。但事實上，如果不治療疾病根源的高尿酸血症，則會反覆發作。

對於發作的治療，只是暫時的緊急處置。治療的最終目的，就是要改善高尿酸血症，控制成爲痛風原因的尿酸代謝異常，並預防一併出現的各種成人病。

痛風不可能因爲短時間的治療就改善症狀，必須付出時間與耐性，才能夠慢慢獲得改善。

發作時的痛苦要藉助秋水仙鹼或抗炎鎮痛劑的效力

痛風發作時的對症療法 一般是以藥物治療為主

痛風發作的痛苦，只有當事人才能夠了解。緩和發作時痛苦的對症療法，一般是以藥物爲主。

具體的治療藥是秋水仙鹼，以及非類固醇系列的抗炎鎮痛劑。

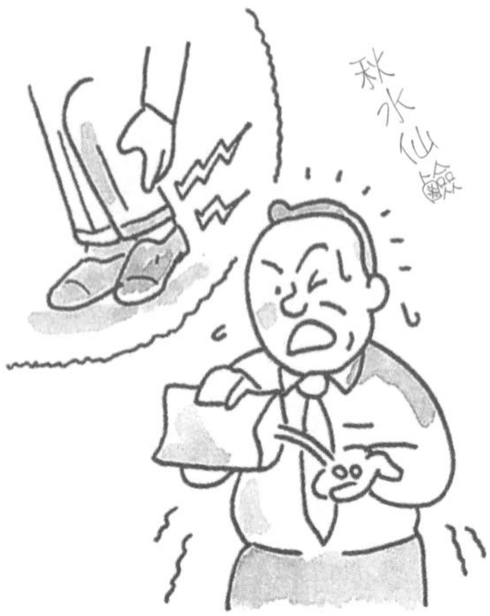

一般是利用藥物抑制痛風發作時的痛苦。

長久以來秋水仙鹼是發作時的特效藥

利用百合科秋水仙的種子或球根成分製造出來的秋水仙鹼，是歷史悠久的痛風發作特效藥。

藉由秋水仙鹼抑制白血球的活動，使白血球不易到達患部，就可以防止擴大發炎。

服用秋水仙鹼，能夠舒緩發作時的疼痛，理由就在於此。

掌握時機，適量服用秋水仙鹼

在關節部出現腫脹、疼痛等發作的預兆時，或在發作時立刻服用秋水仙鹼，能夠得到很好的效果。但是，如果發作經過一段時間後再服用，效果就會減半。因此，要掌握服用的時機。

不過，這種值得信賴且歷史悠久的發作特效藥，大量服用會引起腹瀉、腸胃疼痛，或偶爾出現掉髮症狀等副作用。

昔日，為了抑制疼痛，每隔數小時就服用1錠。不過，現在多半1天只服用1錠，

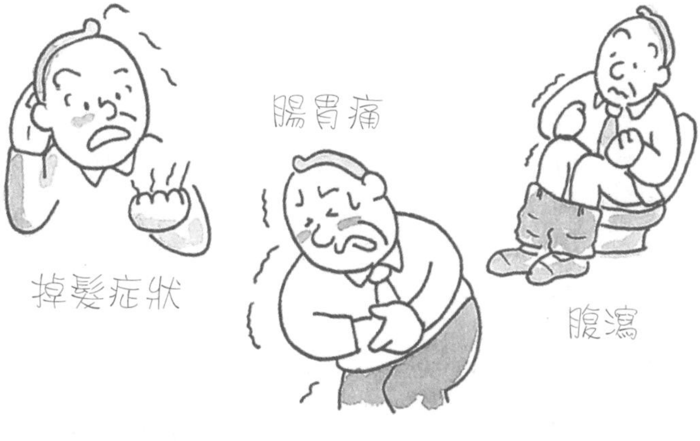

痛風發作的特效藥秋水仙鹼，服用時機或量不當的話，不但無效，反而會產生副作用。

觀察症狀，併用其他的抗炎劑。1天服用1錠秋水仙鹼，不會有副作用的問題。

目前抗炎鎮痛劑以哚酸和甲氧萘丙酸為主

連續投與秋水仙鹼，其副作用令人擔心。最近，新開發出非類固醇系列的優良抗炎鎮痛劑，當成發作時的治療藥來使用。

抗炎鎮痛劑的種類繁多，其中以阿斯匹靈最著名。有一陣子，經常利用阿斯匹靈來治療痛風發作。

但是阿斯匹靈對於尿酸值的影響極大，因此，目前被哚酸（indomethacin）、甲氧萘丙酸（naprosyn）所取代。這兩種藥物具有極高的鎮痛效果，且副作用小，深得醫師們的信賴。

此外，也可以利用溶解尿酸的鹼化劑diclofenacnatricum或是fenbufen等來改善症狀。

這些抗炎鎮痛劑包括口服劑與塞劑等，

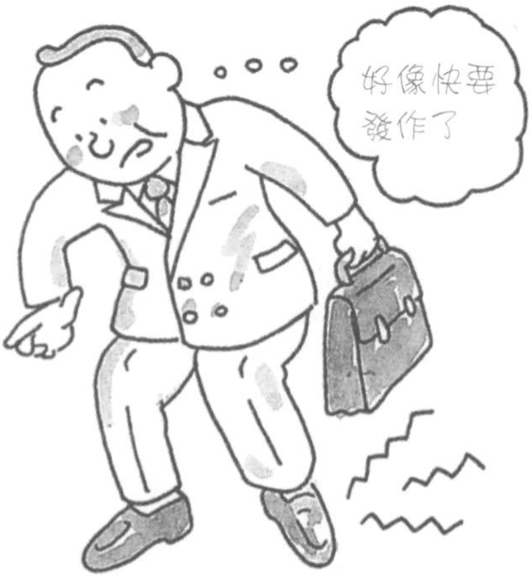

出現發作的預感時，就要趕快服用秋水仙鹼。如果秋水仙鹼無效，就要使用抗炎鎮痛劑。

效果及副作用有很大的個人差異，務必遵守醫師的指示，配合體質來使用。

任何藥物都必須遵照醫師的指示正確服用

最初發作時，即使身邊有藥，也不可自行判斷，任意服用。

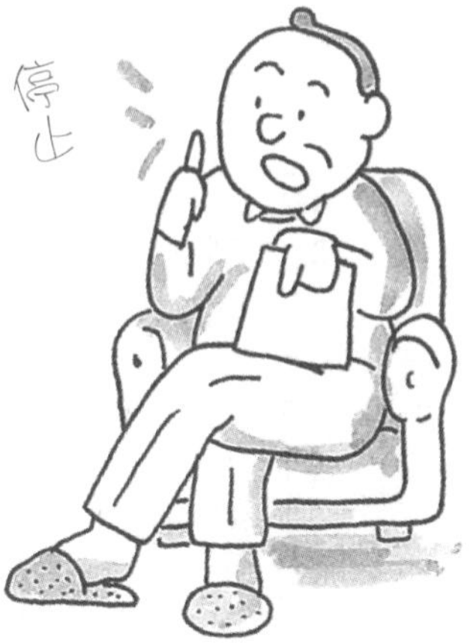

在疼痛消失後，要儘早中止服用痛風發作的治療藥。

雖然發作時很痛苦，也要儘量不服藥。因爲痛風發作時，太早服藥會使症狀的事實消失不見。

爲了確實了解痛風發作的原因，必須忍耐不服藥，等發作過後再就醫也不遲。

必須遵從醫師的指示來服藥。即使發作次數頻繁，也不可自行增加藥量。不論是秋水仙鹼或抗炎鎮痛劑，多多少少都有一些副作用，甚至會引起胃腸障礙。

藉助藥物治療痛風，只是爲了抑制疼痛而已，因此，待症狀緩和後，要儘早中止服用鎮痛劑。

停止發作後要進行使尿酸值保持正常的基本治療

保持尿酸值正常，就可以預防發作與併發症

一旦停止發作，就要進行眞正的治療目的，亦即改善高尿酸血症以及預防併發症的治療。

基本上，高尿酸血症的治療，要控制因爲代謝異常而增加的尿酸，使其保持正常值。經由治療順利的控制尿酸值，就能夠避免痛風發作，同時，也可以防止與其有關的痛風結節、尿路結石、糖尿病、高血壓、腎臟病、心臟病等併發症。

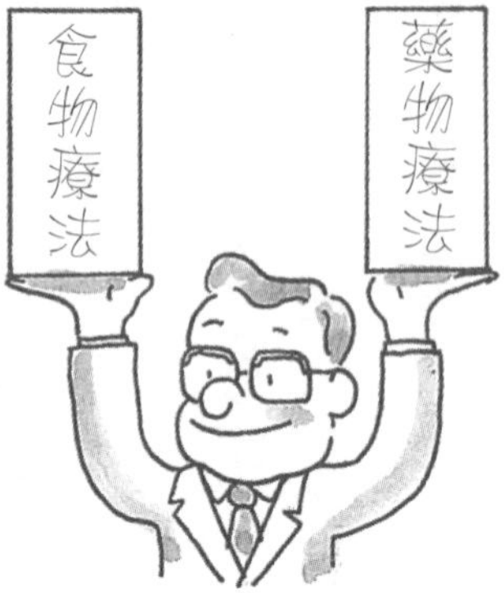

藥物療法與食物療法是治療高尿酸血症的二大支柱

高尿酸血症的治療以藥物療法為主，同時併用食物療法

高尿酸血症的治療以藥物療法爲主，但也要重視痛風容易併發的成人病，因此食物

療法不容忽視。通常兩者併用。

關於食物療法，在第5章會詳細說明。

在此，針對藥物療法加以說明。

高尿酸血症的治療藥，根本上與抑制發作的治療藥不同。

此外，高尿酸血症的藥物療法，與短期就結束的痛風發作的治療不同，要花較長的時間治療。甚至必須終生服藥。

遵從醫師的指示，耐心實行藥物療法

高尿酸血症需要花較長的時間治療，患者一定要付出耐心。

患者本身要過著規律正常的生活。而食物療法與改善生活態度都能奏效。一旦尿酸值保持正常，就可以慢慢的減少藥量，最後擺脫藥物。

但是，病患不可自己妄下判斷，任意的中止服藥。一旦開始接受藥物治療，就要遵從醫師的指示來服藥。

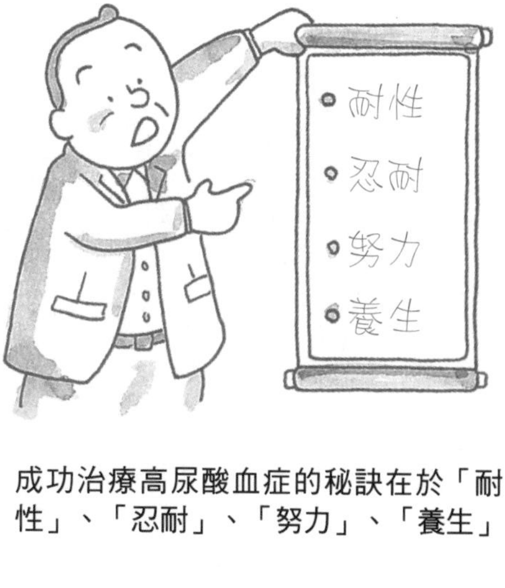

成功治療高尿酸血症的秘訣在於「耐性」、「忍耐」、「努力」、「養生」

利用尿酸合成抑制劑或尿酸排泄促進劑使數值正常

有降低尿酸合成及促進排泄兩種不同形態的藥物

治療高尿酸血症的藥物種類很多，不過大致上分爲兩種形態。一種具有能夠降低在體內製造尿酸的作用，另一種則能夠促進體內尿酸的排泄。

高尿酸血症的藥物療法，主要目的是藉由藥物作用控制尿酸。利用藥物降低血中尿酸值，使其保持在正常值的範圍內，改善症狀。

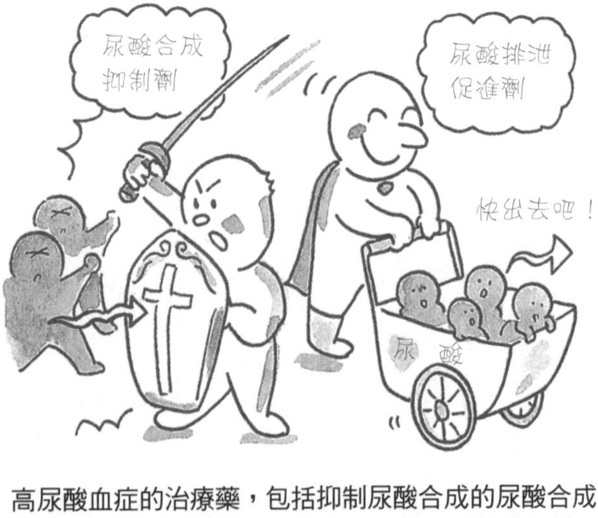

高尿酸血症的治療藥，包括抑制尿酸合成的尿酸合成抑制劑，以及讓尿酸排泄到體外的尿酸排泄促進劑。

尿酸合成抑制劑別嘌呤醇具有副作用較少的優點

能夠抑制尿酸合成而降低尿酸值的藥物，稱爲「尿酸合成抑制劑」。以別嘌呤醇爲代表。

別嘌呤醇也可以說是唯一的尿酸合成抑制劑，具有極佳的降尿酸作用。

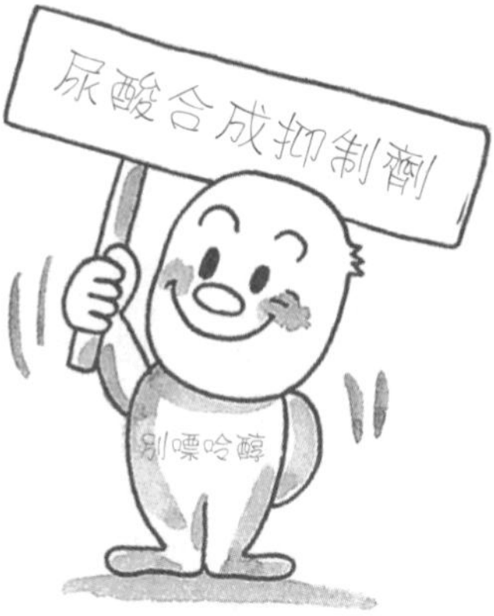

尿酸合成抑制劑的代表是降尿酸作用極佳的別嘌呤醇。

同時，即使長期使用，副作用也很少。如果能夠藉此順利控制尿酸的合成，就可能逐漸改善痛風的併發症痛風結節等症狀。

除了特例之外，通常醫師會配合症狀，讓患者1天2次服用200～400毫克的別嘌呤醇，間隔12小時服用。

尿酸排泄促進劑會作用於腎臟的腎小管，促進排泄

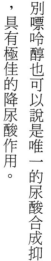

促進尿酸排泄到尿中、活化代謝活動、使尿酸值正常化的藥物，總稱爲「尿酸排泄促進劑」。

這類藥物包括probenecidum、benzbromaronum等。多半作用於讓體內老舊廢物成爲尿排泄的腎臟的腎小管，促進尿酸排泄。

Probenecidum 雖有副作用，但是在醫學上幾乎沒問題

在諸多尿酸排泄促進劑中，以 probenecidum 爲代表。這個藥物具有悠久的歷史和實績，效果與安全性優良，廣泛被使用。

通常，醫師會配合症狀，讓患者1天2次、間隔12小時，每次服用500～1000毫克的probenecidum。將適量藥物分2次服用，是因爲1次大量使用，會使尿酸值的變動幅度增大，造成弊端。

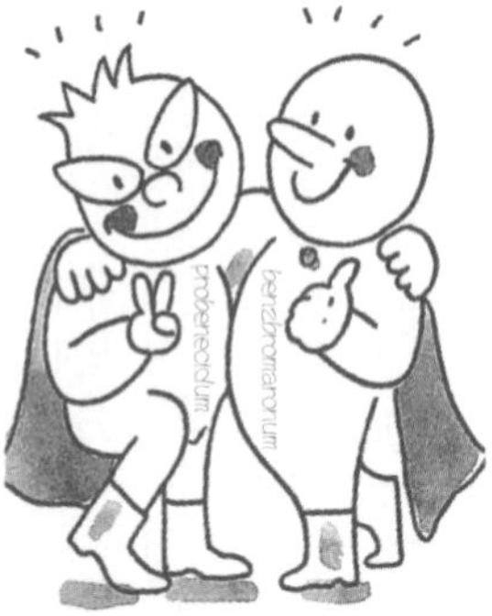

probenecidum 與 benzbromaronum 是尿酸排泄促進劑的二大名藥

副作用方面，則是會出現輕度腹瀉、胃腸障礙、皮膚出疹等。

尿酸排泄促進劑會使尿中的尿酸增加，引起尿路結石的比率頗高。因此，要大量攝取水分，增加尿量。同時，也可以藉由攝取重碳酸鈉，使尿鹼性化而加以預防。

由醫師做綜合判斷來決定藥物種類

尿酸排泄促進劑中，benzbromaronum 這個藥物也值得注意。這是新開發出來的藥物，降尿酸作用比 probenecidum 更強，廣泛被使用。不過，具有損傷肝臟的副作用，因

此，肝、腎臟有毛病或有腎結石的人不宜使用。要遵從醫師的指導，正確服用。

另外，bucolome也是一種尿酸排泄促進劑。與前述兩種藥物相比，效果較差，只有當患者伴隨出現過敏症狀時才會使用。

除此之外，還有很多高尿酸血症的治療藥。至於要以尿酸合成抑制劑還是尿酸排泄促進劑爲主要治療藥物，則由醫師針對患者的病情、有無併發症、年齡、體質、危險因子的多寡、副作用的問題等，進行綜合判斷後再決定。

高尿酸血症治療藥的效果會直接反映在尿酸值上

以某種意義來說，高尿酸血症的治療藥十分「率直」。如果遵照醫師的指示服用，尿酸值就能夠獲得改善，穩定的維持在正常範圍內。

但是如果患者自行判斷，有時服用、有時中止，則尿酸值會敏感的反映出來。一旦中止服藥而尿酸值提高，就表示體內尿酸沈積確實在進行中，有發作經驗的人，一定會再度發作，甚至會提高併發症的危險性。

藥物的效果極大，必須長期、甚至終生接受藥物的照顧。

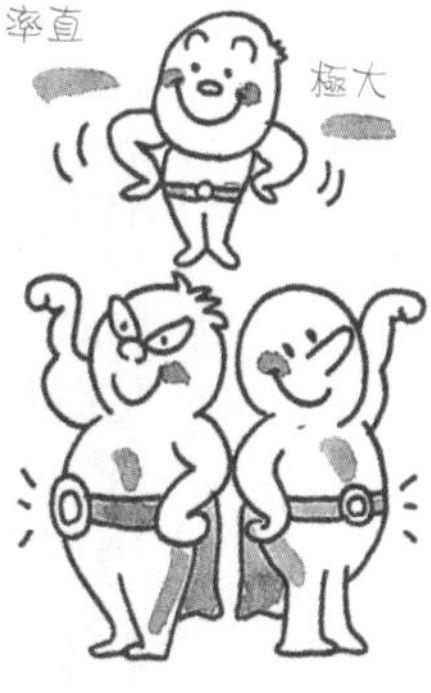

高尿酸血症的治療藥都很「率直」，而且效果「極大」

藥物治療初期也可能出現痛風發作

初期階段發作的原因，在於尿酸濃度的差異

高尿酸血症的藥物治療，在開始使用藥物的階段，也可能出現痛風發作。

理由是，在尿酸值較高的狀態下，尿酸會沈積在身體的關節部位或形成結晶。當藉由尿酸排泄促進劑或尿酸合成抑制劑使得體內尿酸減少而正常化時，已經沈積或結晶化部位的尿酸值，和體內的尿酸值之間產生很大的差距（尿酸濃度差）。

這個大的差距會促使白血球攻擊尿酸結晶，引起發作。

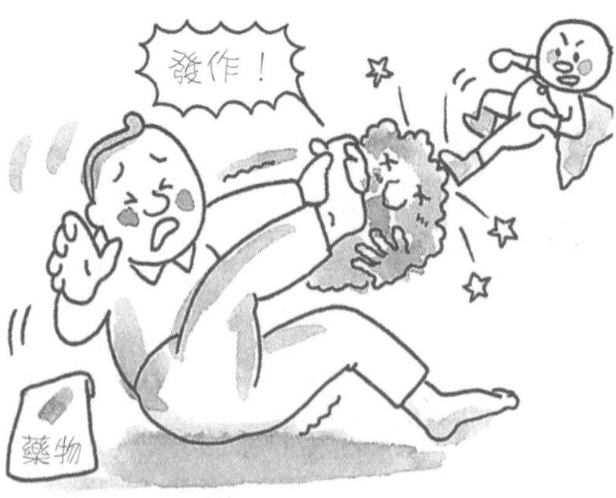

藥物療法初期容易引起發作，是因為積存尿酸的部位和體內的尿酸值出現極大差距而引起。

一般而言症狀較輕，之後就不再發作

像這種在藥物療法初期階段的發作，並不是放任高尿酸狀態不管而引起的一般性痛風發作。

因爲投與藥物而使得積存在關節組織的尿酸慢慢游離出來時，就會出現發炎反應，發作動機稍有不同。

與一般的發作相比，症狀較輕。而且，利用藥物正常控制體內的尿酸時，經過一定的期間，關節組織內的尿酸就會不斷減少，最後不再發作。

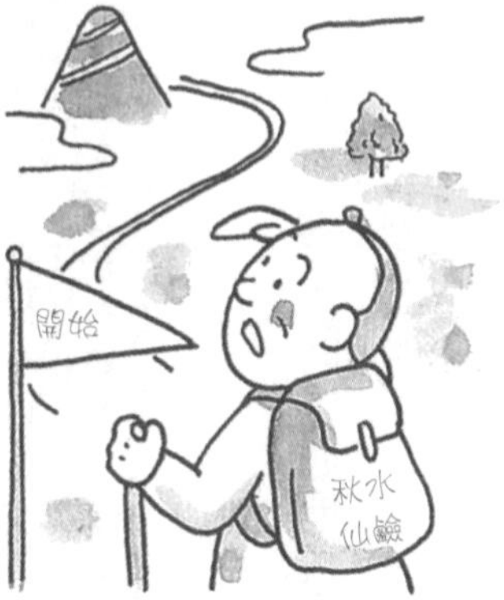

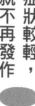

開始實行藥物療法後，身邊一定要準備秋水仙鹼等預防發作的特效藥。

開始實行藥物療法時，最好身邊準備預防發作的藥物

如前所述，在實行藥物療法之初，也可能引起發作，所以最好身邊準備特效藥秋水仙鹼或抗炎劑，以防萬一。

一旦出現關節略微腫脹、感覺有些刺痛等發作預感時，就要適量服藥。

儘早做好緊急處置，可以防範發作疼痛於未然，安心的接受治療。

遵守醫師的指示來使用治療藥

藥也是毒，要小心處理「雙刃劍」

對於藥物無知而不當的使用，容易引發副作用。這種「事故」成爲嚴重的社會問題。

有些藥物的作用力強，會產生副作用。一般來說，效果越強的藥物，其副作用也越大。

藥物是用來治療疾病，但是使用不當，就會變成毒物。

正確的使用藥物，才能夠發揮「藥物」

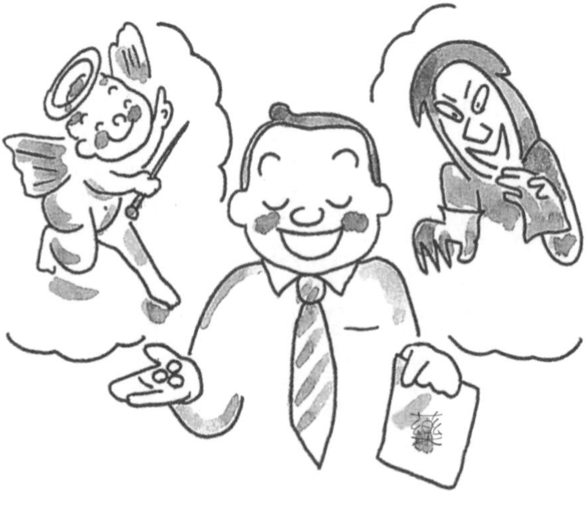

依處理方式的不同，藥物也有可能變成毒物。

的作用。在處理時要小心謹慎。

不遵照醫師的指示服藥，會使症狀惡化

痛風、高尿酸血症的治療藥，亦即控制尿酸的藥物，是醫師經由慎重評估後，選出最適合患者使用的藥物。

醫師對於藥物的用法，會做出詳細的指示。例如1天的服用次數、份量、服用時間等。這是基於醫學觀點，評估對於症狀的適應性而做出的指示，因此具有深遠的意義。

開始實行藥物療法後，務必要遵從醫師的指示正確服藥。忽略醫師的指示隨便使用藥物，不但無法改善病情，甚至會因爲藥物的反彈而使尿酸值驟然上升或下降，造成無法想像的意外。

另外，就疾病的性質而言，痛風或高尿酸血症的治療必須要長期服藥，因此，患者要坦然面對，耐心的做好自我管理。

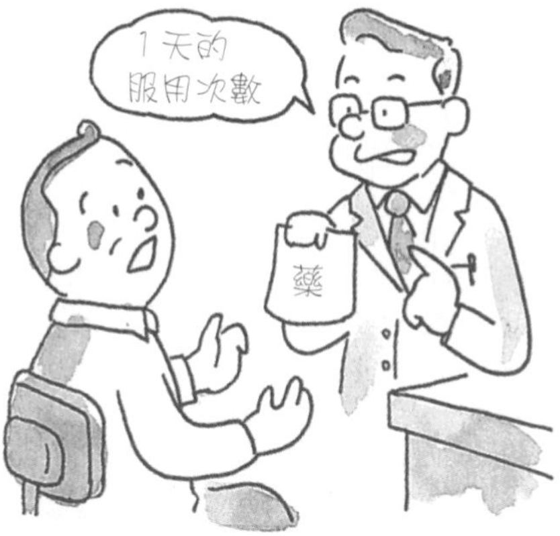

服用次數、量、服用時間等，醫師所做出的指示都有其意義存在。

了解藥性，就能避免錯誤服用而造成症狀惡化

痛風、高尿酸血症的治療藥，要嚴格遵從醫師的指示來服用。不過，有些人在發作之際，會任意服用改善尿酸代謝的尿酸排泄促進劑或尿酸合成抑制劑。

這種錯誤的用藥方式，容易使發作症狀更加惡化。

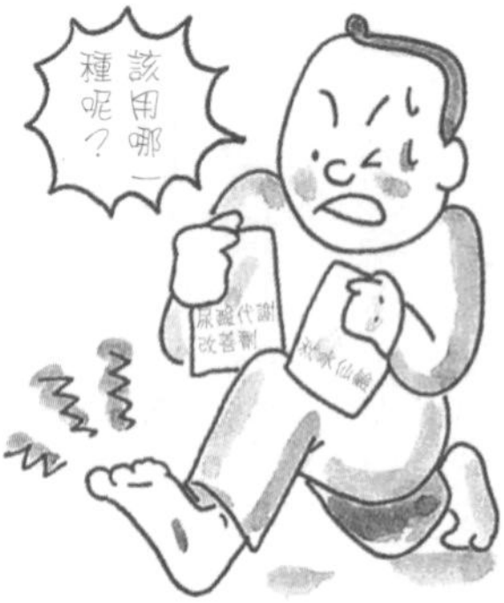

「發作時使用秋水仙鹼或抗炎劑」、「平常治療使用尿酸代謝改善劑」，要記住哦！

「發作時使用的藥物是秋水仙鹼或抗炎劑。」

「高尿酸血症與痛風的治療藥是尿酸代謝改善劑。」

要牢記這些服藥原則。

在開始實行藥物療法之初引起發作時，要持續服用尿酸代謝改善劑，同時併用對症療法藥物秋水仙鹼或抗炎劑。像這種爲了緩和發作而進行例外的處置，一旦改善發作症狀後，要立即中止服用對症療法的藥物。

務必要遵守醫師指示，正確服用藥物。不過，患者本身也不要過度依賴藥物，要藉著食物療法或改善生活等，儘量將藥物使用量控制在最低限度，努力讓自己健康的擺脫藥物。

併用其他藥物時，要注意強化效果的副作用

爲了治療因爲痛風、高尿酸血症而併發糖尿病、高血壓、心臟病等疾病，醫師在投與藥物時，一定要考慮到併用藥物的副作用問題。

接受數家醫院治療時，必須要讓醫師知道其他醫院所投與的治療藥，確認安全後，再開出處方箋。因此，就算是併發症，也能安心服用醫師所開的藥。

但是，必須長期治療的痛風、高尿酸血症，如果出現頭痛、胃痛、感冒、濕疹等症狀而想購買市售藥使用時，一定要和主治醫師商量。對一般人而言，市售成藥可能沒什麼問題，不過，對於正在服用其他藥物的患者來說，藥物成分可能會產生複合作用，成爲有害物質而危害身體，不得不慎。

尤其過敏體質的人，更容易對藥物過敏，引起強烈的副作用，甚至有致命之虞。

不要輕易的認爲只是頭痛藥、感冒藥、胃腸藥而已，對於市售藥也要慎重處理。

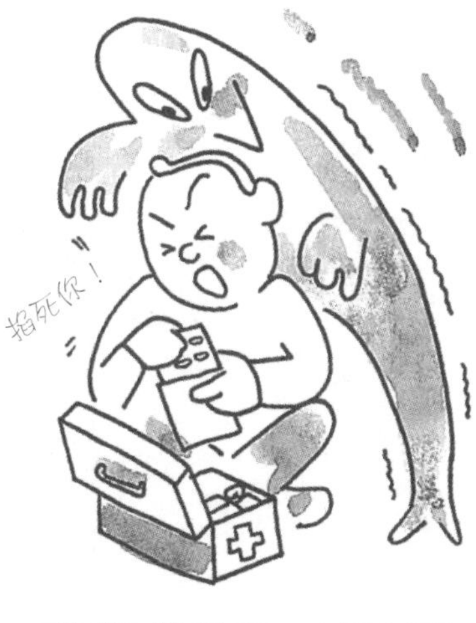

感冒藥或胃腸藥一定要和醫師商量後再服用。

日常生活中改善錯誤的飲食習慣最重要

不要過度依賴藥物療法，日常生活管理才是重點所在

以上是介紹痛風、高尿酸血症的藥物療法。不過，要將尿酸值控制在正常範圍內，就得做好日常生活管理。

首先是飲食生活。痛風與飲食生活的關係，在第5章會詳細說明，在此先簡單的來探討這個問題。

要修正藉著食物療法限制嘌呤體的想法

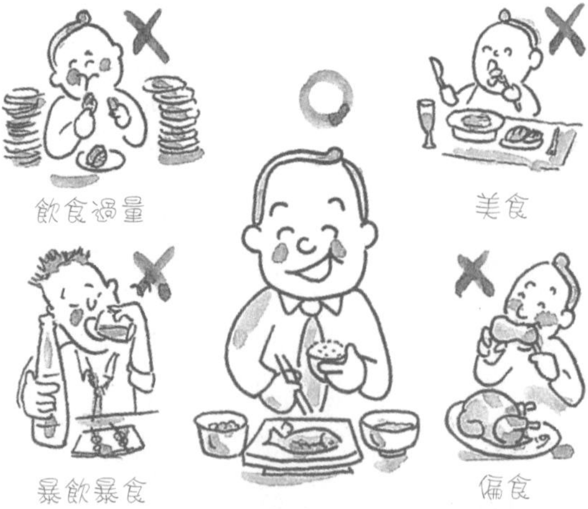

預防成人病的飲食就等於痛風的治療飲食。

以前認爲魚、肉類或動物內臟中含量較多的核酸，在體內消化、吸收時形成的嘌呤體與痛風有密切關係，因此，一旦發作時，便會嚴格限制攝取造成痛風的飲食，亦即遠離嘌呤體含量較多的食品。

不過，現在恐怕要修正嘌呤體是壞蛋的想法。雖然嘌呤體的確是使尿酸值上升的原因，不過，從食物中攝取的嘌呤體，其量遠比在體內自然合成的嘌呤體量少了許多。

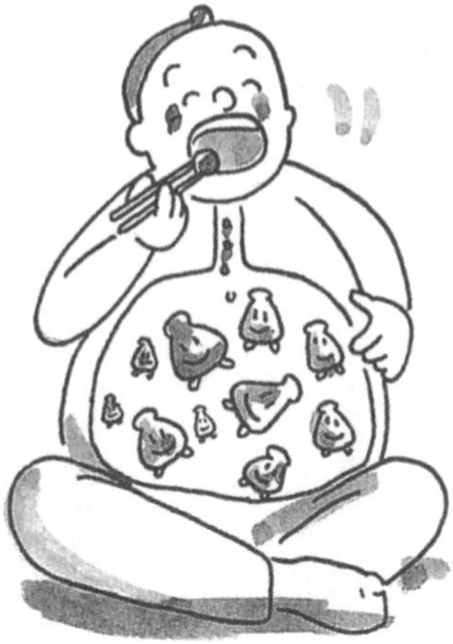

在體內合成的嘌呤體，其量遠比從食物攝取的嘌呤體來得多

與其注意特定的食品，不如改善暴食、偏食的飲食生活

最近，認爲限制特定的食品，食物吃起來淡而無味、食慾減退、營養不均衡，會出現健康上的問題。因此，爲了預防痛風容易出現的糖尿病、高脂血症、高血壓、肥胖等併發症，醫師會指導患者要改善飲食生活的「型態」。

亦即不要只想到要限制攝取嘌呤體的食品，而要改善會使體內嘌呤體增加，或造成痛風要因的美食、暴飲暴食、偏食等錯誤的飲食型態。

酒類攝取要控制在總攝取熱量的1成以內

酒類會促進體內的尿酸合成

在體內合成的嘌呤體大多會成爲尿酸，健康人會以穩定的速度來進行尿酸合成與排泄的代謝活動，因此能維持正常的尿酸量。

經由食物暫時攝取較多的嘌呤體，但是與體內合成的尿酸量相比，其量極少，同時，會在腸管分解、排泄，所以尿酸值不至於大幅上升。因此，不需要在飲食上限制嘌呤體。

那麼，酒的情況又是如何呢？熱量極高的酒，進入體內後，會使代謝活動旺盛，活化嘌呤體的合成，同時也具有使尿酸增加的作用。

每天飲酒過量，會使得嘌呤體的合成失控，造成尿酸蓄積在體內，成爲痛風的一大原因。

嗜酒人士在酒與飲食兩方面都促使尿酸值提高

嗜酒人士易得痛風，理由如前所述。不過，還有一個不容忽視的問題點。

那就是「下酒菜」。

愛酒人士所吃的下酒菜，多半是美食烏魚子、蟹黃、鹹鮭魚子、乾青魚子、內臟等

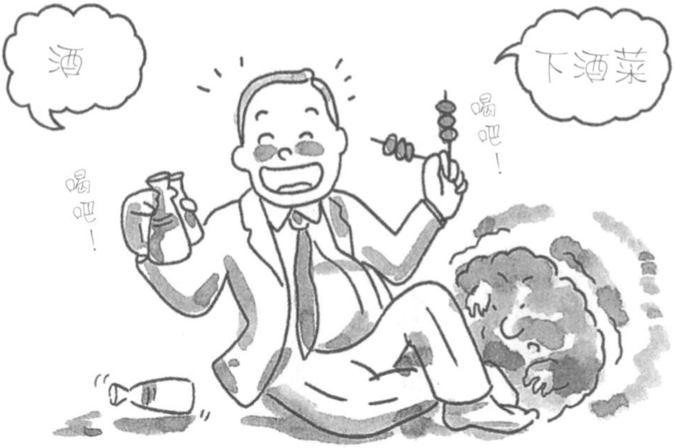

暴飲暴食的嗜酒人士要注意。

等。這些食品中所含的嘌呤體雖然不是什麼大問題，但是如果連同酒一併攝取，可就令人擔心了。

以前愛喝酒的人容易罹患痛風，就是因爲在喝酒與配菜上，都具備了提高尿酸值的條件所致。

原則上要禁酒，不過依症狀不同，有時可以小酌

如上所述，酒是痛風的大敵，尿酸值較高的人，原則上要禁酒。

但是酒能夠紓解壓力、促進人際關係和諧、增進食慾，具有好的作用。因此，只要症狀允許，小酌幾杯也無妨，但是仍要注意喝法，不得一飲而盡。

酒類的攝取要控制在總攝取熱量的1成以下

喝酒時最需要注意的就是酒量。酒是高熱量食品，喝太多容易引起肥胖。

原則上，酒的攝取熱量要控制在1天總攝取熱量的1成以下。例如1天攝取2000大卡熱量的人，只能喝200大卡熱量的酒。相當於清酒180毫升或中瓶啤酒1瓶。

這種程度的飲酒量，不用擔心會影響尿酸值。

喝酒時，要攝取營養均衡的下酒菜

關於喝酒方面，其次重要的問題是營養

▷酒類的熱量

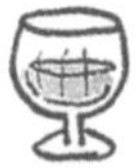

白蘭地
1 杯(30ml)
71.1Kcal

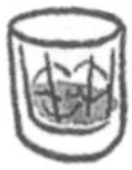

威士忌
1 杯(30ml)
71.1Kcal

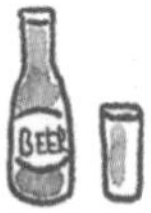

啤酒
大 1 瓶(633ml)
253.2Kcal

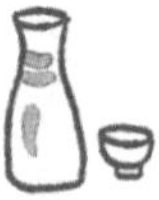

清酒
1 合(180ml)
185.4Kcal

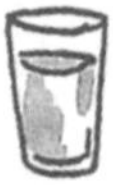

燒酒
25 度的水酒
(燒酒 50ml ＋熱開水)
73.0Kcal

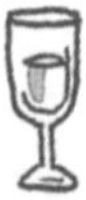

紅、白葡萄酒
1 杯(100ml)
73.0Kcal

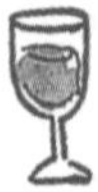

玫瑰紅
1 杯(100ml)
77.0Kcal

的偏差。嗜酒人士通常只喜歡喝酒，東西吃不多，導致營養不均衡。

喝酒時，要攝取低熱量的蛋白質，或維他命、礦物質含量豐富的下酒菜，慢慢的享受飲酒之樂。藉此能夠減緩酒精的吸收速度，避免飲酒過量，防止爛醉。

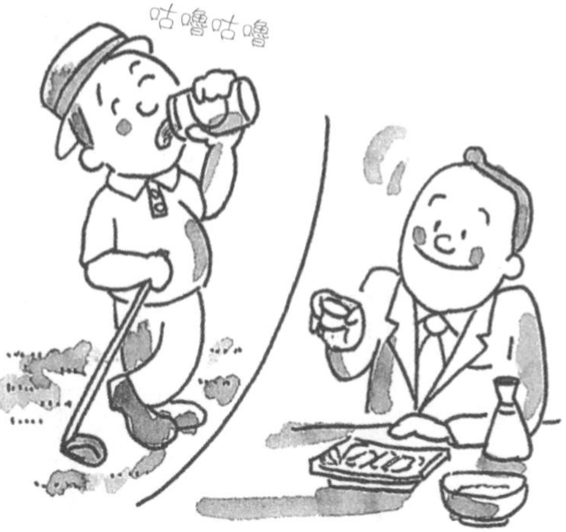

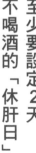

喝酒要遵守適量原則，邊吃東西邊飲酒。
運動後喜歡喝 1 杯的人也要小心！

1週至少要設定2天不喝酒的「休肝日」

在1週中，至少要設定2天完全不喝酒的「休肝日」。每天喝酒，會使肝臟的酵素增加。即使喝酒的總量相同，但是每天喝比偶爾喝更容易使尿酸值增加。因此，每天持續大量飲酒，會使尿酸值不斷上升。

每天喝酒，會嚴重損傷肝功能。過了中年後，最好設定「休肝日」，否則將會付出慘痛的代價。

在慢跑或打完球後喝杯冰啤酒，確實很過癮，但是經由實驗證明，運動和喝酒同時進行，其強化作用會使尿酸值大幅上升。

中年以後消除肥胖最重要

肥胖者尿酸值較高，容易罹患痛風

肥胖容易引起各種疾病。當然，對於痛風來說，也是大敵。肥胖者的尿酸值多半高於一般正常人。肥胖者經由減重後，尿酸值會下降。

關於肥胖與痛風的因果關係，目前尚未完全闡明。但是肥胖的背景，例如美食、暴食、運動不足、壓力等要因，都會促進體內嘌呤體的合成，使得尿酸增加。

此外，肥胖是體內尿酸代謝系統異常、失控，使得尿酸值升高，因此也容易引發痛風。

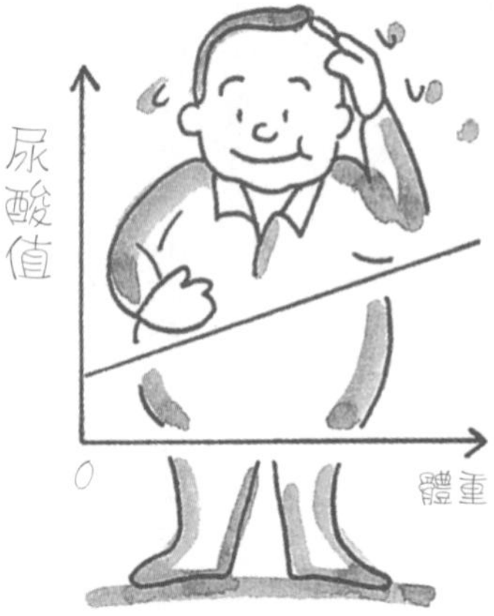

肥胖會影響尿酸值。

以1個月自然減輕2～3公斤為目標

在美國，不會將公司的重責大任交給肥胖者承擔。甚至有能力的生意人，也會因爲肥胖而遭到封殺。目前，國人多半擁有健康、美容的概念，因此減重成爲國人關心的大事。

肥胖者減重，有助於預防痛風與各種成人病。

即使減重能使尿酸值下降，但也不能驟然減輕體重。利用絕食、藥物等方法急速減重，會損傷身體，甚至反而使尿酸值上升，引發痛風。

肥胖者在減重前，要先了解自己的標準體重，擬定作戰方針，在不會對身體造成勉強與負擔的情況下減重。一般而言，要控制飲食的攝取熱量，增加運動量，以1個月自然減重2～3公斤，最多5公斤爲目標。

▷標準體重的計算法

- ●桂方法……標準體重(kg)=[身高(cm)－100]×0.9
- ●布洛卡法……標準體重(kg)=身高(cm)－100
- ●ＢＭＩ指數法……標準體重(kg)=身高(m)×身高(m)×22

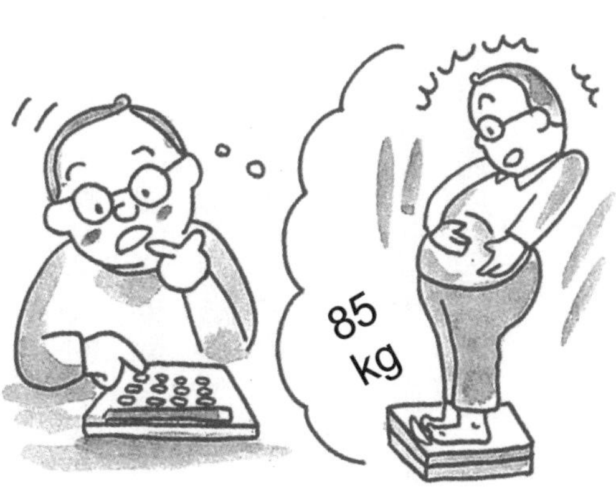

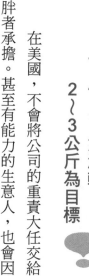

適度的運動可降低尿酸值，過度則會造成反效果

解決運動不足的問題也是預防成人病的重要對策

現代人因爲運動不足，所以健康亮起了紅燈。運動能夠促進新陳代謝，活化身體功能，和飲食一樣，是預防與治療成人病的重要對策。

適度的活動身體，有助於預防痛風或高尿酸血症。

適度運動能夠降低尿酸值，但劇烈運動會引發痛風

並不是說所有的運動都對痛風很好。運動種類繁多，對於痛風而言，更要注意運動的種類與方法。

運動所造成的影響，具有很大的個人差異，不能夠一概而論。不過，長期間持續進行適度的運動，通常能夠降低尿酸值。

但是，驟然進行劇烈運動，使得肌肉等臟器的新陳代謝活化，在體內就會比平常更迅速的製造出尿酸。亦即短時間內在體內蓄積尿酸，反而容易引起痛風發作。

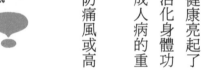

即使年輕，從事劇烈運動也容易引起痛風

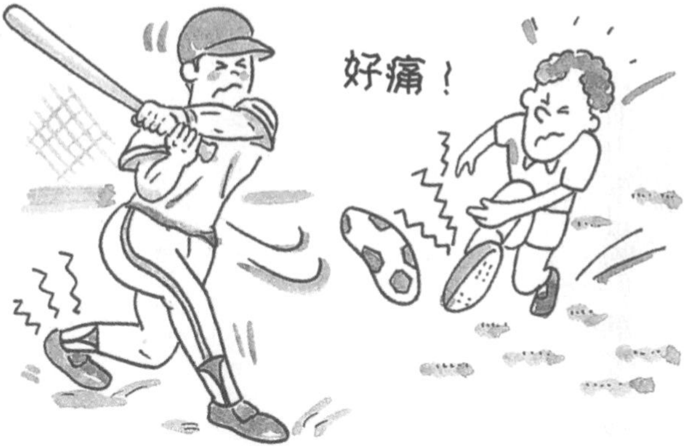

劇烈活動身體的運動選手中有很多痛風患者，是因為肌肉的尿酸暫時增加所致。

一般人認爲，痛風是中年人的「專利品」。但是外表看起來年輕、健康的運動選手，或平常因爲職業關係而需要激烈活動身體的人，也有不少人爲痛風所苦。

因爲酷使身體而疲勞積存時，進行劇烈的運動會使肌肉的尿酸暫時出現過剩狀態。另外，進行劇烈運動時，體內因爲出汗作用而缺乏水分，肌肉變得僵硬，容易發生扭傷、拉傷等意外事故。

雖說一般人的運動量不能與運動選手相提並論，但是平日經常鍛鍊身體的人，因爲劇烈運動而使尿酸暫時增加時，也會引起嚴重的問題。

因此，不論性別與年齡，健康人也要避免突然進行劇烈運動。不做暖身運動就直接

進行劇烈運動，容易引起心臟病發作等致命的危險。

持續不勉強的運動，才是運動療法成功的關鍵

爲了治療痛風或高尿酸血症而進行運動時，要秉持長期持續進行的原則。運動療法不具速效性，只有長期持之以恆，才能夠改善症狀。

要選擇適合自己的身體、不會勉強的運動。如果是以減重爲目的，爲了燃燒體內多餘的脂肪，與其短時間進行劇烈運動，不如花30分鐘一邊調整呼吸，一邊慢慢做運動，反而更具效果。

具體而言，快走、慢跑、騎自行車、游泳都是很好的運動。請醫師確認安全性後，選擇適合自己的運動項目來進行。

運動前要先做暖身運動，而且要充分補充水分。大量攝取水分，體內生成的尿酸會溶於尿中，順利排泄，有助於維持穩定的尿酸量。

▷選擇能夠長期持續進行的運動

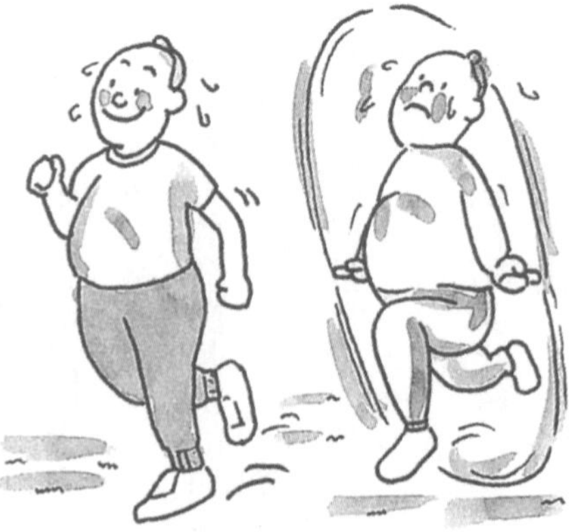

- 不會感覺痛苦，能夠輕鬆進行。
- 隨時隨地都可以進行。
- 即使沒有同伴，自己也能進行。

▷運動時的注意事項

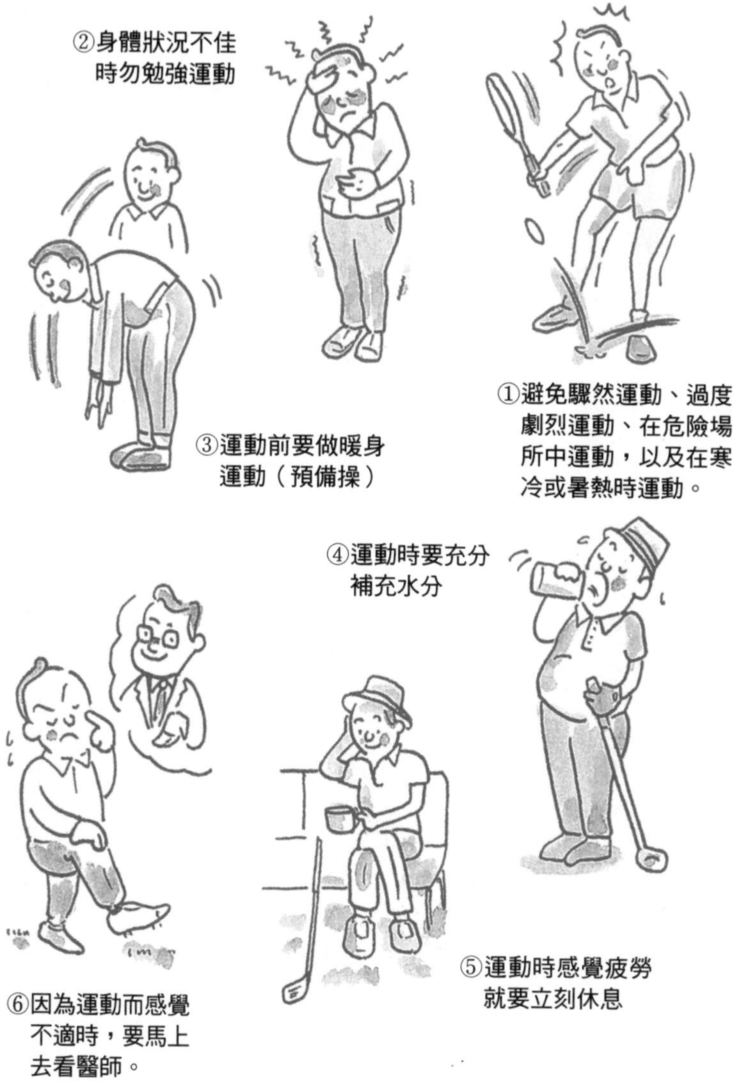
①避免驟然運動、過度劇烈運動、在危險場所中運動，以及在寒冷或暑熱時運動。
②身體狀況不佳時勿勉強運動
③運動前要做暖身運動（預備操）
④運動時要充分補充水分
⑤運動時感覺疲勞就要立刻休息
⑥因為運動而感覺不適時，要馬上去看醫師。

壓力對策是保持正常尿酸值重要的一環

壓力是痛風與各種生活習慣病的元兇

壓力是身心緊張或興奮而引起的。壓力的原因包括不安、擔心、苦惱、恐懼等。現代社會充斥著各種壓力。

壓力積存會損害健康，尤其會成爲生活習慣病的要因，對痛風而言，也是如此。

壓力會促進尿酸的合成，引起痛風發作

爲什麼壓力會成爲痛風的危險因子呢？

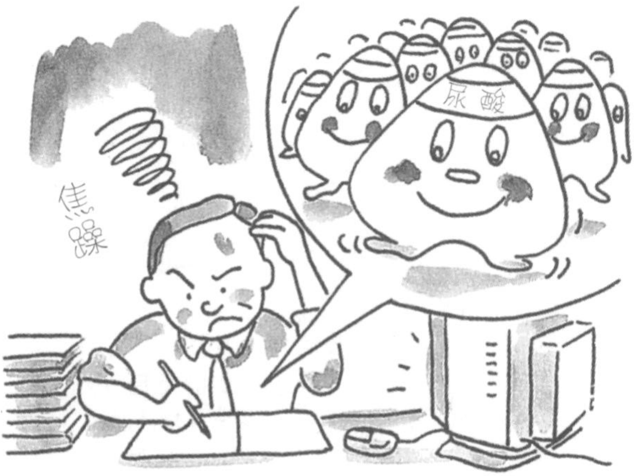

身心積存壓力時，代謝作用活絡，會促進尿酸合成。

承受壓力時，身心處於緊張狀態，消耗熱量。結果，代謝作用活絡，促進體內尿酸的合成。

壓力蓄積時，尿酸的排泄作用也會受到影響，使得尿酸值更爲上升，無法排泄掉的尿酸蓄積在體內，形成結晶，繼而引起痛風發作。

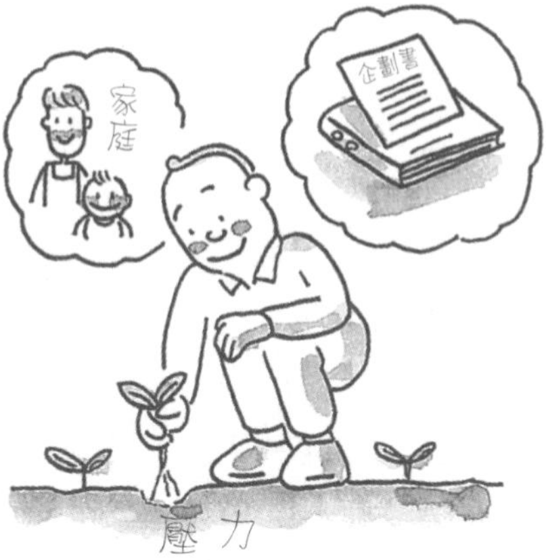

勿讓壓力積存，要隨時紓解壓力。

儘早消除壓力，成為壓力社會中的高手

容易罹患痛風的30～50歲年齡層的人，不論對家庭或公司都肩負著重責大任。有很多必須解決的問題與工作，每天都置身於充滿壓力的環境中。

如果一味的忍耐，最後務必會被壓力擊倒。

現代社會充斥著各種壓力，因此，坦然面對壓力並儘早消除壓力很重要。爲了不讓壓力蓄積，生活中必須積極的採取紓壓對策。

感覺疲勞時，要藉著徹底的休養放鬆身心

藉著運動流汗、外出旅行、和家人或朋友聊天、埋首於興趣中、好好的睡個覺等，每個人都有不同的紓壓法。但是，最有效且最簡單的方法，就是在感覺疲勞時好好的休息一番。

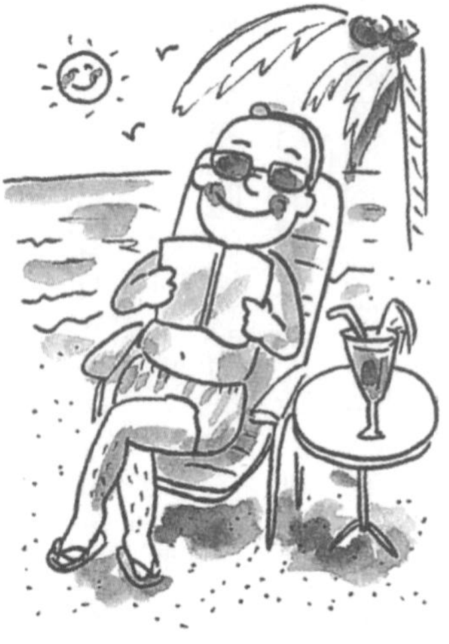

感覺疲勞時，就要徹底的休養。

在壓力沒有完全去除之前，要充分的休養，放鬆全身。創造一個沒有壓力的健全身心，就能夠遠離痛風。

擁有積極、樂觀的想法也是一種壓力對策

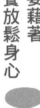

對付壓力的秘訣之一，就是對於事物抱持積極、樂觀的想法。

通常，個性認眞、嚴肅的人容易積存壓力，而個性樂觀、大而化之的人較不易積存壓力。

然而，過度大而化之，會變得不負責任。總之，凡事盡力而爲，抱持樂觀、積極的想法，快樂的生活，就能夠與壓力社會和平共處。

消極的紓壓法反而有損健康

原則上，能夠找到消除壓力的方法是件好事。不過，有些是不當的紓壓法。

例如，藉由大量喝酒消除壓力。適當飲酒，的確有助於消除壓力，但是爲了逃避沈重壓力而喝得爛醉如泥，反而會助長壓力，而且容易引發痛風。爲了讓酒成爲妙藥，喝酒要適可而止，不可過度。

另外，熬夜打牌這種疲勞度較高的興趣或暴飮暴食，都是不好的紓壓法。原本是爲了消除壓力，結果卻反而損害健康，並且影響到隔天的工作效率，實在是得不償失。

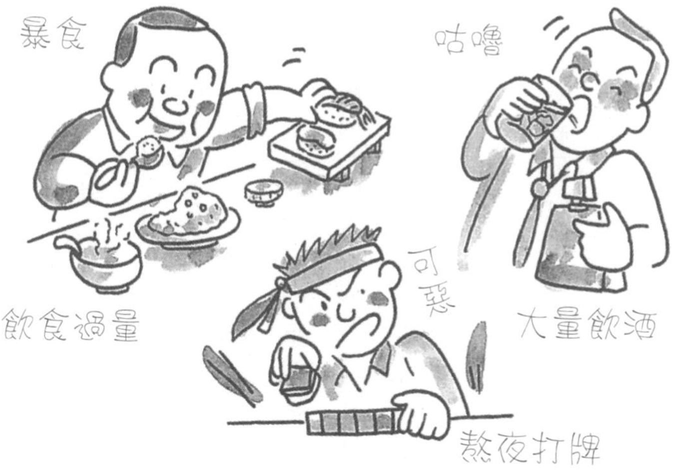

暴飮暴食、熬夜打牌……這類的紓壓法會造成反效果。

專欄　痛風要去看哪一科？

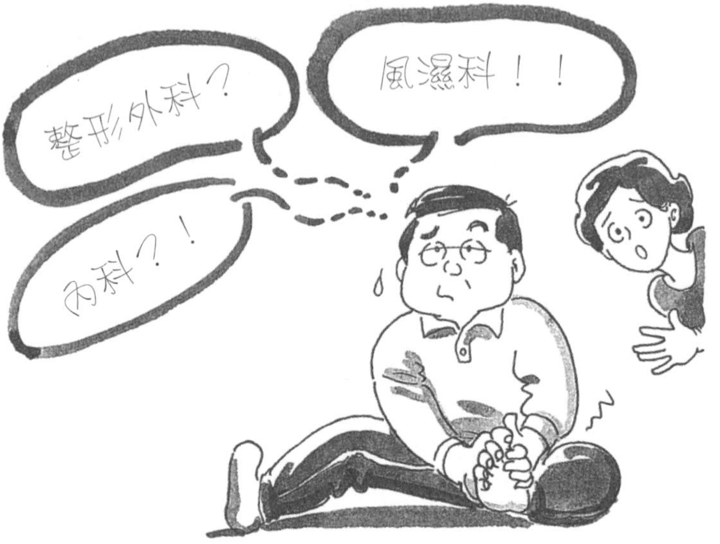

「腳拇趾好痛啊！難道是痛風嗎？」這時候，有些人不知道要去看哪一科？

在歐美，是於風濕科進行痛風的檢查與治療。但是在國內，目前設立風濕科的醫院不多。（有關國內各大醫院風濕科門診時間，請參考世茂出版社的《解救你的腰痠背痛》一書的附錄四。）

如果出現關節炎，就要先去看整形外科，然後再到內科接受治療。尤其要去看內科的代謝、循環器官系統、膠原病等科。

5章

食物療法的基本與注意事項

- 視嘌呤體為壞蛋的想法已經落伍了！
- 與其限制特定食品，不如攝取均衡的營養
- 以飲食適量為基本
- 控制體重時，也要注重營養均衡
- 藉著調理技巧減少熱量
- 改善飲食習慣有助於減肥
- 習慣淡味料理以維持身體健康
- 檢查鹽分，勿被重口味所吸引
- 充分攝取水分、蔬菜使尿酸排泄順暢
- 經常外食的人要擁有吃的智慧

〈專欄〉狼吞虎嚥會使尿酸值上升！

視嘌呤體為壞蛋的想法已經落伍了！

雖說攝取太多的嘌呤體會引起高尿酸血症，但是…

提到痛風，大家首先會把槍口對準食物中的嘌呤體。嘌呤體是在體內會變成尿酸的物質，尤其以牛、豬、雞的內臟類，以及肉湯、沙丁魚、鮟鱇魚肝、蟹黃、海膽含有豐富的嘌呤體。

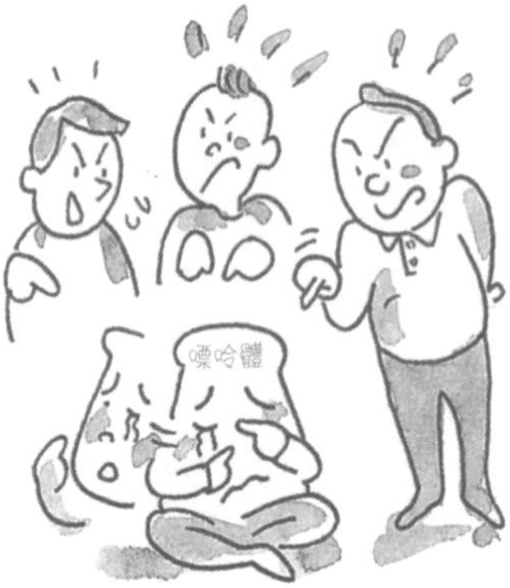

不可視嘌呤體為壞蛋！

因爲過剩攝取食品中所含的嘌呤體會引起高尿酸血症，所以認爲痛風的治療飲食要嚴格限制嘌呤體的攝取量。

但是，隨著尿酸代謝的研究進步，最近慢慢否定嘌呤體是壞蛋的想法，在食物療法上，幾乎不再將重點放在限制嘌呤體上。

從食物中攝取的嘌呤體對體內尿酸值的影響不大

放寬對嘌呤體的限制，理由如下。

首先，食品中所含的嘌呤體當然會成為尿酸，但是體內尿酸中來自飲食的部分微乎其微。

而且，經由食物攝取的嘌呤體，大部分在腸管內被細菌分解，攝取後，不會立刻使尿酸值上升。

最近，也開發出能夠穩定尿酸的藥劑。

所以，近年來在食物療法上，幾乎不再限制嘌呤體。

雖說不必擔心，但是嘌呤體太多的食品仍要稍加節制

但是，也不可每天攝取或1次大量攝取嘌呤體較多的食品。通常，嘌呤體較多的食品也含有很多膽固醇，過剩攝取會促進動脈硬化。

只要有節制的攝取，就不必太過於神經質了。

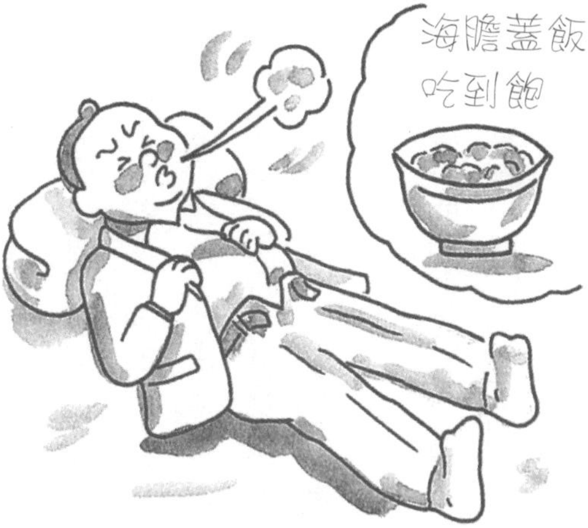

避免每天吃嘌呤體含量較多的食品，或是1次大量攝取嘌呤體。

與其限制特定食品，不如攝取均衡的營養

限制特定食品或營養素會造成營養失調

有些食品中的成分即使不是嘌呤體，也會促使體內嘌呤體的合成量增加。

其中以酒爲代表，而蛋白質也具有相同的作用。此外，大量攝取某些成分後，也會引起高尿酸血症。

但是，不可因此而極端限制重要養分蛋白質等的攝取量，否則反而有損健康。

每天飲食要從六大食品中攝取多種食品

除了因爲罹患痛風而需要限制蛋白質之外，則不論是嘌呤體或蛋白質，要均衡的攝取各種食品，避免偏食。

食品成分中，有的會促使尿酸值上升而引發疾病，但有些成分則能夠抑制病因。

攝取多種類食物，藉由互補作用，能夠攝取到各種養分。同時，就算攝取對身體不好的物質，也能將傷害抑制在最低限度，具有互抵作用。

食品依養分的相似性分爲6群（參考左表）。不論是哪一群，都要多種類攝取。

▷六大基礎食品群

	各群營養的特徵	食品的種類
第1群	製造肌肉、血液、骨骼等的優質蛋白質的供給來源	肉、魚、貝類、大豆、大豆製品、蛋等 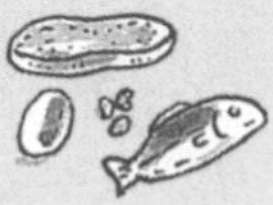
第2群	鞏固骨骼、牙齒的鈣質的供給來源	牛奶、乳製品、海草、小魚等 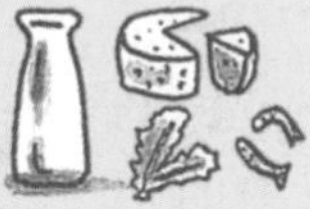
第3群	保護皮膚、黏膜的胡蘿蔔素的供給來源	胡蘿蔔、南瓜、青菜等綠黃色蔬菜 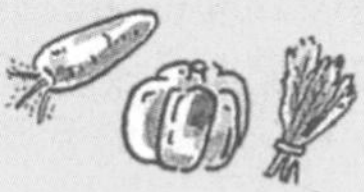
第4群	調節身體功能的維他命C的供給來源	小黃瓜、高麗菜等淡色蔬菜或水果 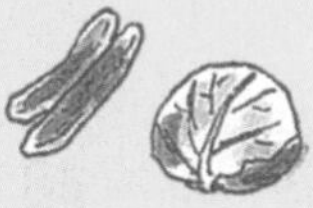
第5群	醣類性熱量的供給來源	穀類、藷類、砂糖、甜點等 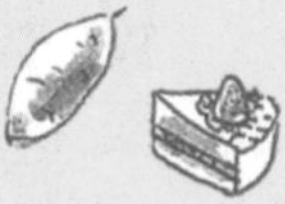
第6群	脂肪性熱量的供給來源	油脂、脂肪較多的食品等 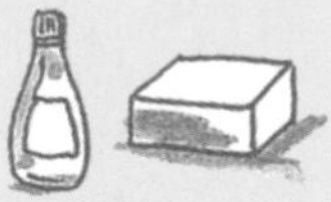

以飲食適量為基本

從限制嘌呤體或蛋白質改成預防併發症的食物療法

因爲會伴隨出現高血壓、高脂血症等許多併發症，因此，最近的痛風食物療法放寬對嘌呤體或蛋白質的限制，將重點置於預防與治療併發症上。

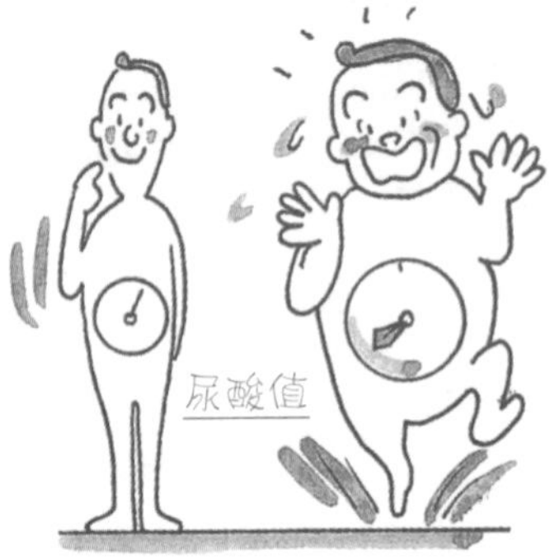

治療痛風的重點在於預防及改善肥胖。肥胖時尿酸值會上升，減重時尿酸值會下降

首先，要注意的就是「肥胖」問題。肥胖與動脈硬化、高血壓、高脂血症、高膽固醇血症、心臟病、糖尿病等生活習慣病息息相關。

僅就痛風來看，肥胖會使尿酸排泄不良，造成體內的尿酸量增加。

超過標準體重10%以上就算是「肥胖」

肥胖的程度如何呢？

要知道肥胖度，就要了解標準體重。其算法如93頁的公式所示。

體重超過這些公式計算出來的數值的10%，就算是肥胖。必須努力減重，保持最佳體重。

首先要將食物療法的重點置於肥胖的改善與治療上

肥胖的原因，多半是熱量攝取過剩。理論上而言，經由食物攝取的熱量如果和運動所消耗的熱量相同就不會發胖。相反的，如果由食物所攝取的熱量超過運動所消耗的熱量，則多餘的熱量會在體內變成脂肪，蓄積在皮下，引起肥胖。

前面提到，均衡攝取各種食品很重要，但要適量。

換言之，預防與改善肥胖的重點在於飲食適量，避免暴飲暴食，才是食物療法的基本。

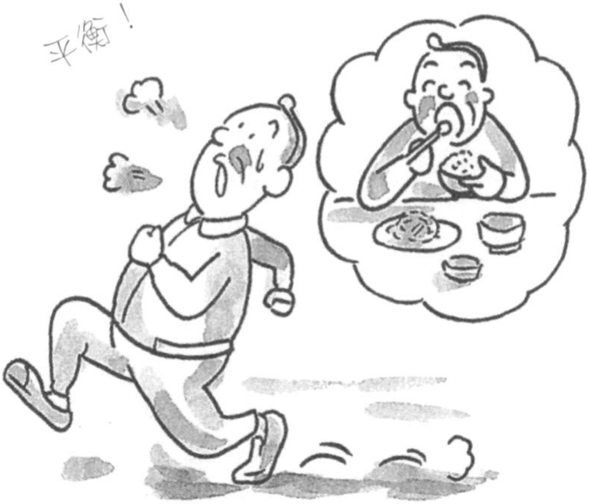

攝取的熱量與消耗的熱量取得平衡，
就不會發胖！

控制體重時，也要注重營養均衡

利用食物療法減肥以1個月減少2～3公斤為目標

利用食物療法減肥時，要遵從醫師的指示，採階段性的方式來進行。

任意減肥，或短期間內大幅減重，反而會使尿酸增加，對內臟造成負擔，容易併發其他疾病。而且，勉強減肥，容易在中途受挫放棄。

最好以1個月減少2～3公斤爲目標。勿操之過急，慢慢的朝理想體重前進。

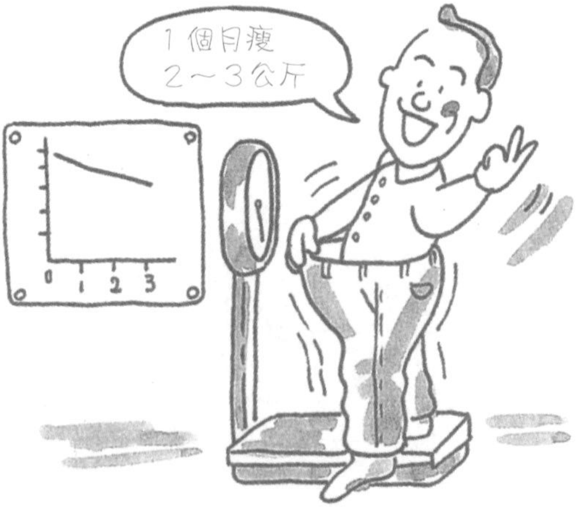

減重以1個月瘦2～3公斤為目標。驟然減肥，反而會導致尿酸增加，要小心！

減少皮下脂肪 才是健康減重

減肥時，以減少皮下積存的脂肪爲目標，才是健康的減肥。爲了減重而忽略身體所需的養分，會危害健康。這樣的減肥沒有意義。

亦即飲食方面要多加注意，該吃的食物不可少，可以少吃的食物就不要多攝取。

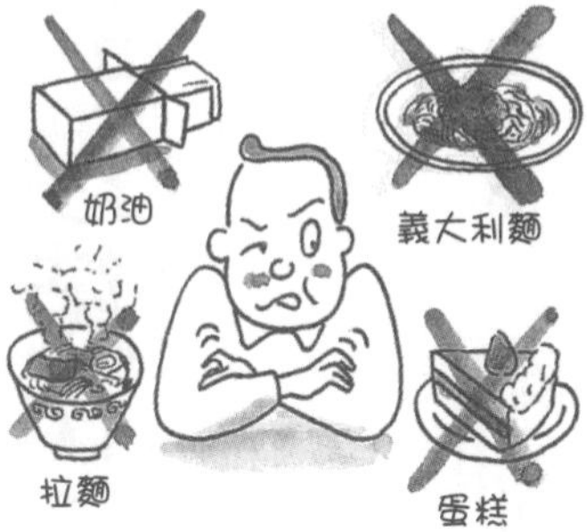

想要減肥時，要拒絕醣類、脂質食物的誘惑。

攝取均衡的營養，高明的節制醣類與脂質攝取量

人體需要攝取的養分，包括蛋白質、維他命、礦物質等，亦即前述六大基礎食品群中第1群～第4群的食品。

這些都是創造健康生活不可或缺的食物，在減肥期間，務必要確保必需量。但是關於肉類方面的食品，則要挑選食用部位，或去除脂肪後再攝取，同時要遵守適量的原則。

減肥時，六大基礎食品群的第5群與第6群，亦即成爲熱量來源的醣類、脂質，也要控制攝取量。

藉著調理技巧減少熱量

以體重1公斤攝取25～30大卡熱量為目標

▷減肥時1天攝取熱量的標準

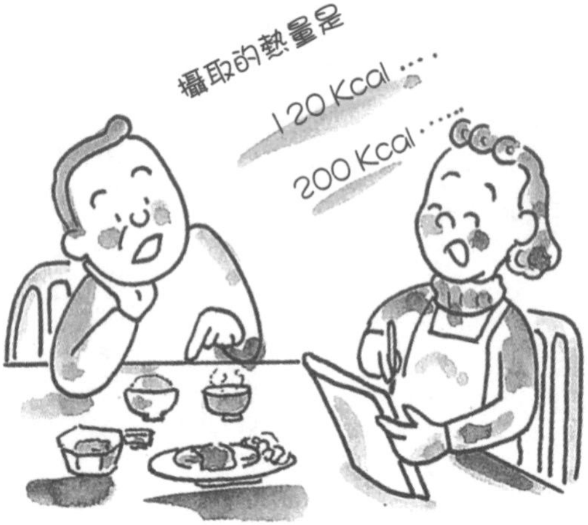

攝取的熱量是
120 Kcal‥‥
200 Kcal‥‥

1天攝取的熱量（Kcal）＝標準體重（kg）×25～30
※標準體重60kg的人則是60×25～30＝1500～1800Kcal

肥胖當然要限制熱量，但是，1天的熱量總攝取量因人而異，各有不同。

如果實際體重超過標準體重的140％以上（肥胖度40％以上）時，則1天攝取1300大卡的熱量；肥胖度不到40％時，1天攝取1500大卡的熱量。不過，有的人即使1天攝取2000大卡的熱量，也能夠瘦下來。

一般而言，為了減肥，1天攝取的熱量

應該以體重1公斤攝取25～30大卡的熱量爲目標。

利用烹調技巧就能夠減少熱量

藉由烹調技巧，也可以減少熱量。

以煎厚片肉爲例，和生肉相比，用油來煎肉會增加2％的熱量。而利用烤肉架來烤時，不僅省去煎油，材料中所含有的脂肪也會滴落下來，可以減少15％的熱量。

至於不能用烤肉架調理的煎荷包蛋或炒菜類等，可以利用不沾鍋來處理，將油的使用量控制在最低限度。

調理的口味宜清淡一些，菜餚的味道較淡，就可以防止主食吃得太多。

活用一些烹飪技巧，就能夠輕鬆減肥。

▷減少熱量的烹飪技巧

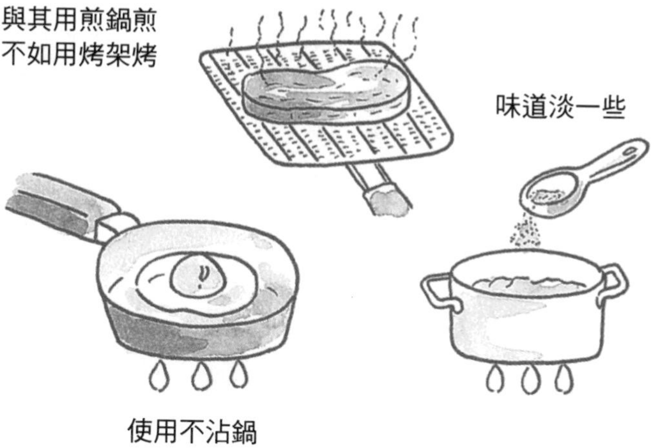
與其用煎鍋煎
不如用烤架烤
味道淡一些
使用不沾鍋

改善飲食習慣有助於減肥

檢討飲食習慣，在吃法上下工夫，即可控制體重

想要成功減肥，最確實、有效的方法，就是限制攝取熱量。但是，改善平常的飲食習慣，也可以成功的減肥。這是因為人體會受到神經與內分泌系統的影響，微妙加以調節所致。

不吃早餐的人，要從1天正常攝取3餐開始。如果飲食不規律，則身體不知道下一次何時才能補充到營養，因此，當食物進入體內後，就會拚命的囤積。

要遵守左邊所介紹的飲食法，幫助減肥成功。

▷防止肥胖必備的心態

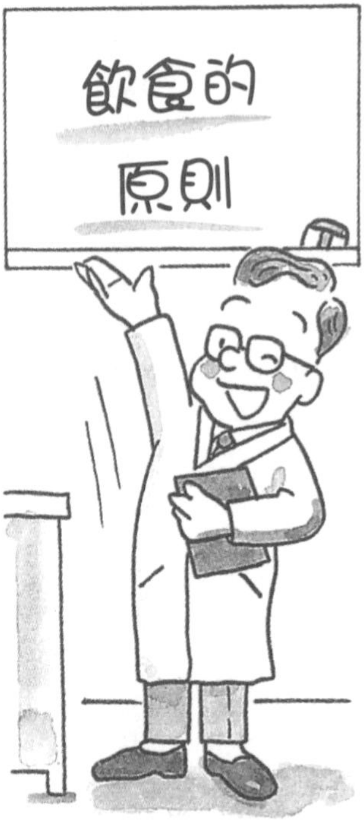

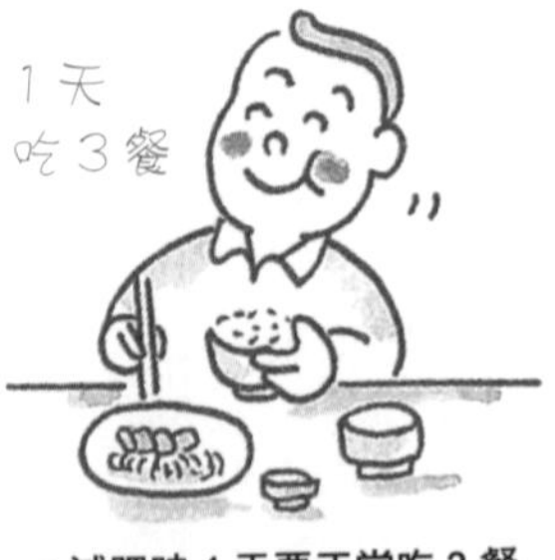

● **減肥時1天要正常吃3餐**
早餐不吃而拉長用餐的間隔時間，反而容易暴飲暴食。

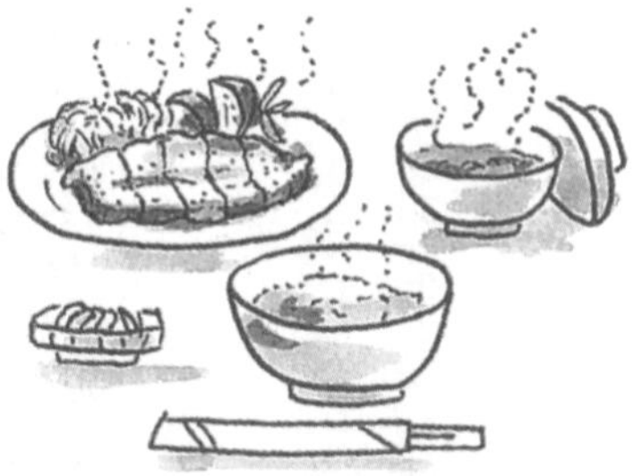

- **避免外食**
  整體而言，外食的熱量與鹽分較高。

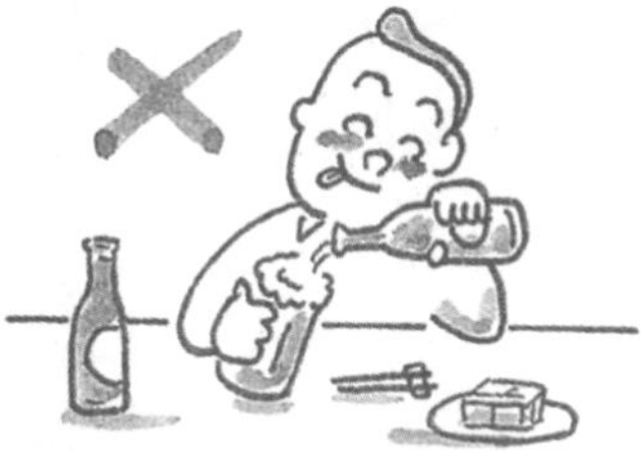

- **點心、酒的熱量也不容忽視**
  即使飯量小，但只要吃點心或喝酒，對減重就毫無幫助。咖啡、紅茶等飲料也要選擇無糖者。

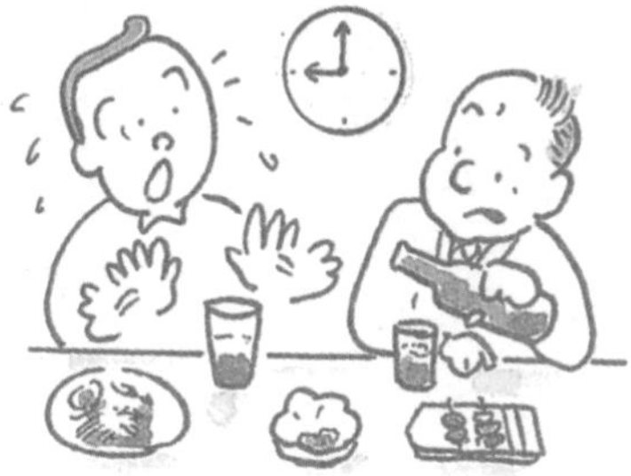

- **晚上 9 點以後不要吃喝東西**
  睡前飲食，多餘的養分會變成脂肪。

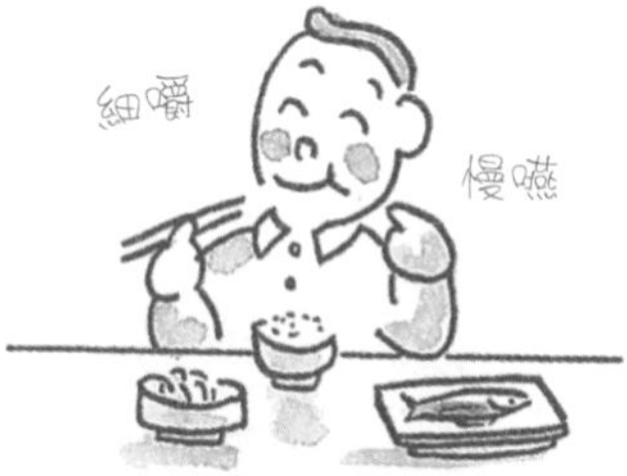

- **吃東西要細嚼慢嚥**
  吃得太快或邊做事邊吃東西，不易得到飽足感，最後會吃得過多。吃太快不僅容易造成肥胖，也會導致尿酸值上升。

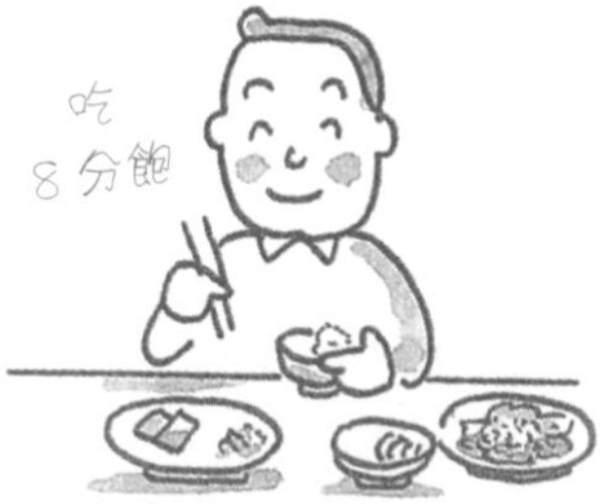

- **遵守吃 8 分飽的原則**
  如果吃完晚餐後短時間內要就寢，則最好吃 7 分飽。

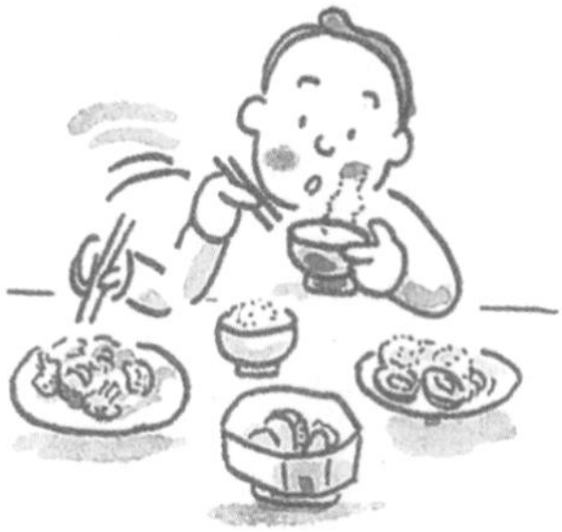

- **先喝湯或先吃蔬菜料理**
  能夠防止主食吃得太多。

習慣淡味料理以維持身體健康

容易併發高血壓的痛風
需要控制鹽分攝取量

尿酸值較高的人，容易併發高血壓。這時的高血壓，是因爲肥胖加速動脈硬化而發病。

雖然食物中的鹽分不是引起高血壓唯一的原因，但是鹽分攝取過量，的確是使血壓上升的一大要因。

與歐美人相比，國人攝取較多的鹽分。因此，容易併發高血壓的高尿酸血症患者，要特別注意飲食生活中鹽分的過剩攝取。

成人的食鹽攝取量，最好控制在1天10公克以下。不過，有高血壓的人，更要控制鹽分攝取量，以1天8公克以下爲目標。1天鹽分攝取爲5～6公克時，血壓就會下降。

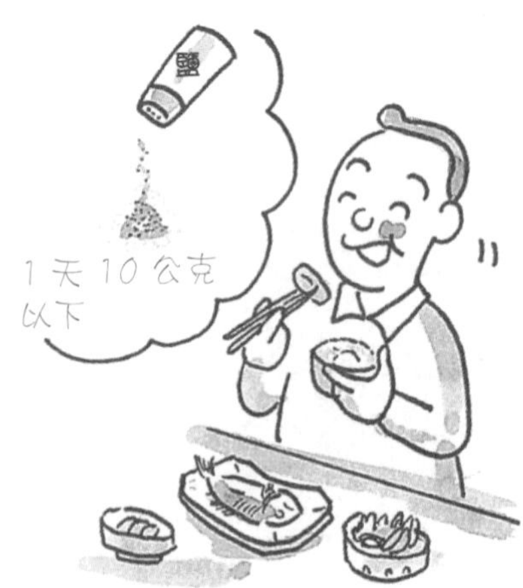

即使沒有高血壓，1 天的鹽分攝取量也要控制在 10 公克以下

慢慢習慣清淡口味，就能夠成功減鹽

關於「減鹽」，不只是要注意鹽的量，也要注意重口味食物。亦即將「減鹽」與「淡味料理」畫上等號。

減鹽成功的秘訣，就是要慢慢習慣清淡口味的料理，這樣才能夠確實減鹽。

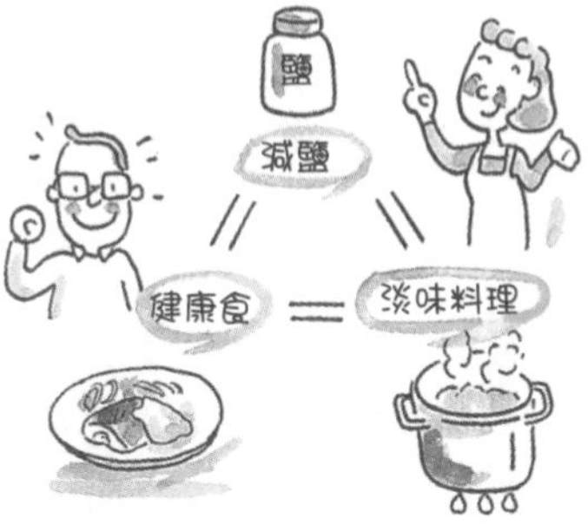

「減鹽」等於「淡味料理」。
「淡味料理」等於「健康食」

當然，長時間養成的飲食習慣或嗜好，不可能一夕之間就改變，因此，驟然或嚴格的減鹽作戰，成功率幾乎等於零。

淡味料理是能夠預防肥胖的「健康食」

習慣清淡口味的食物，能夠預防高血壓。同時，不會因爲口味重而吃太多主食，藉此也能夠預防肥胖。

對於維持全身的健康而言，減鹽是必要的。認爲口味清淡，所以東西吃起來淡而無味，這是一種偏見。事實上，可以運用高湯等，花點工夫來烹調，不但料理美味，也能創造健康。全家人要共同努力，習慣清淡料理。

檢查鹽分，勿被重口味所吸引

記錄每天的飲食內容，檢查攝取鹽分的多寡

減鹽作戰，最重要的就是要知道自己平日的鹽分攝取量，減去多餘的鹽分。

首先，記錄2～3天份的飲食內容，藉此能夠了解自己飲食的傾向，找出應該修正的部分。

例如每天喝味噌湯的人，只要少喝1碗，或每天醃鹹梅、醬菜以及醬油的攝取量減半，就能夠減少鹽分的攝取量。

稍微花點工夫，1天就能輕鬆減鹽3～5公克。

速食品或加工食品中的鹽分也要注意

特別需要注意的是，避免攝取鹽分較多的食品，這才是正確減鹽的第1步。

像速食品、罐頭食品、火腿或魚板等加工食品，就算吃起來不會很鹹，但是在製作過程中使用大量的鹽，所以這類食品不宜多吃。

另外，一些甜點，例如紅豆湯圓、紅豆餅等，為了提升甜味，也會加入少許鹽。

在使用調味料時，最好養成正確計算鹽分的習慣。

▷常用食品的鹽分含量

調味料	鹽分	乾鹹魚、煉製品、肉類加工品	鹽分
鹽（1小匙）6g	6.0g	鱈魚子（小1包）25g	1.2g
醬油（1大匙）18g	2.6～2.9g	鹹鮭魚（1塊）100g	1.8g
味噌（1大匙）18g	1.0～2.3g	烤竹輪（1根）120g	2.5g
辣醬油（1大匙）18g	1.5g	炸甘藷（大1片）60g	1.1g
豬排醬汁（1大匙）18g	1.0g	魚肉山芋餅（小 1 片）50g	0.8g
番茄醬（1大匙）15g	0.5g	烤火腿（1片）20g	0.5g
美乃滋（1大匙）12g	0.2g	培根（1片）20g	0.4g
醃漬物、煮物	**鹽分**	維也納香腸（1根）20g	0.4g
醃黃蘿蔔（2塊）20g	0.9g	**其他**	**鹽分**
米糠漬茄子小黃瓜（1人份）50g	1.2g	速食麵（1包）88g	5.6g
鹽醃白菜（1人份）50g	1.2g	吐司麵包（6 片切的 1 片）60g	0.8g
醃鹹梅（1個）10g	2.2g	奶油（1大匙）12g	0.2g
煮海帶（1人份）10g	0.6～0.7g	乳瑪琳（1大匙）12g	0.1g
煮海瓜子（1人份）15g	1.1g	乳酪（1塊）25g	0.7～1.0g

▷淡味料理的烹飪技巧

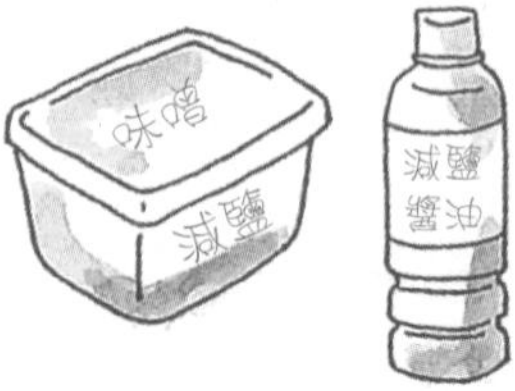

有效利用減鹽食品

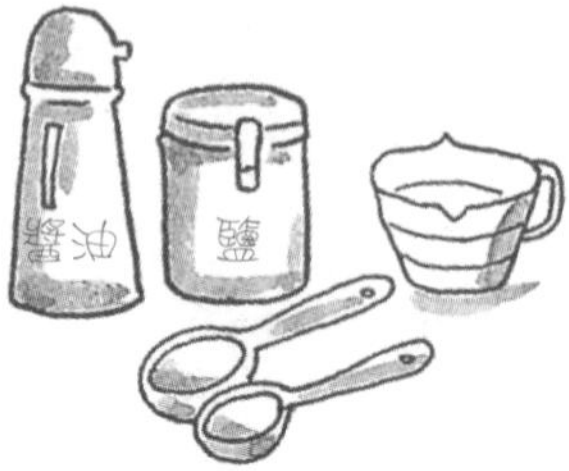

仔細計算調味料

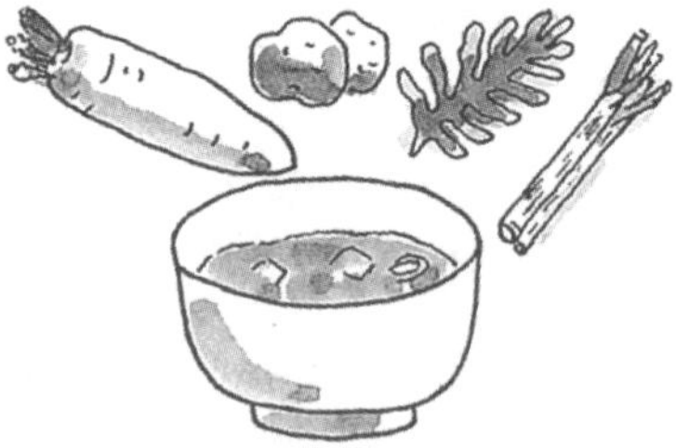

湯中多放入一些食材

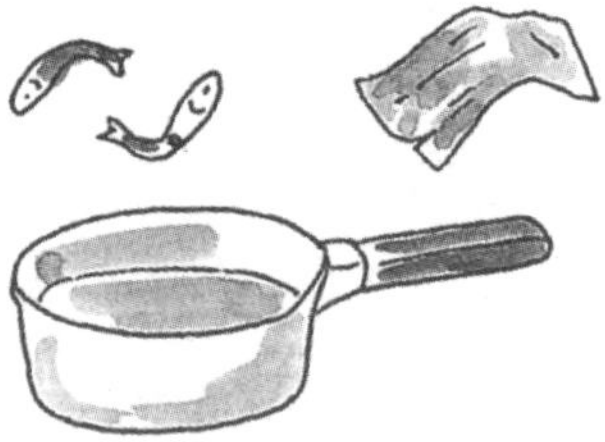

好好的熬高湯

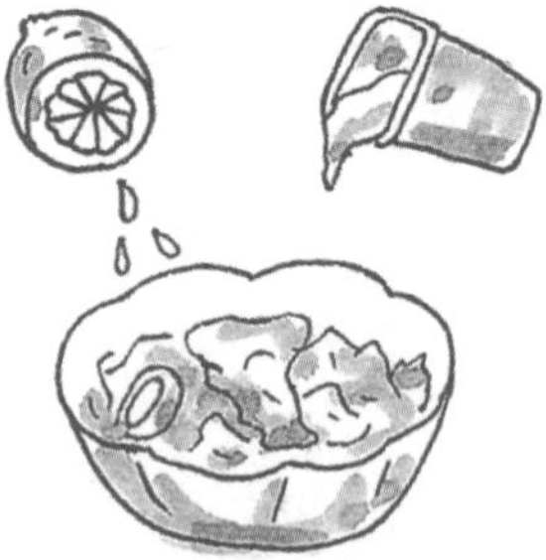

活用柑橘類、優格、香辛料、種子等的風味和香氣

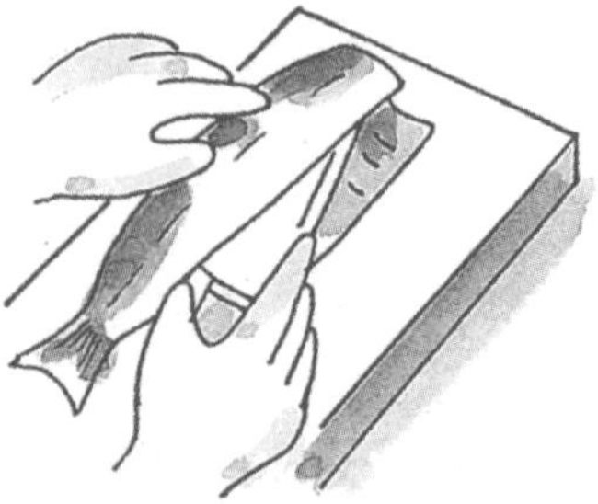

使用新鮮材料，運用素材的風味來調理。

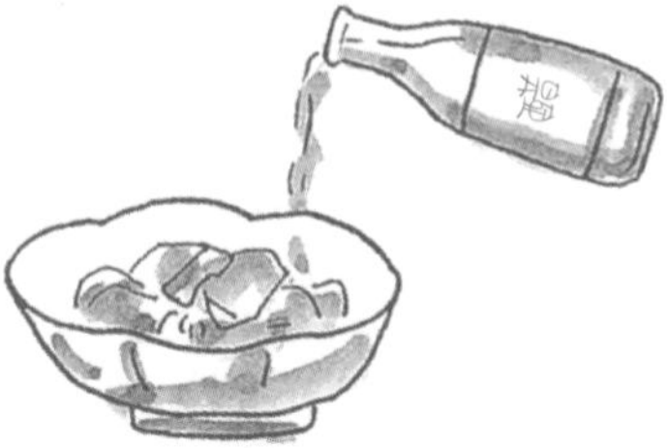

醃漬物可以醃漬一夜或稍微醃一下，用醋涼拌亦可

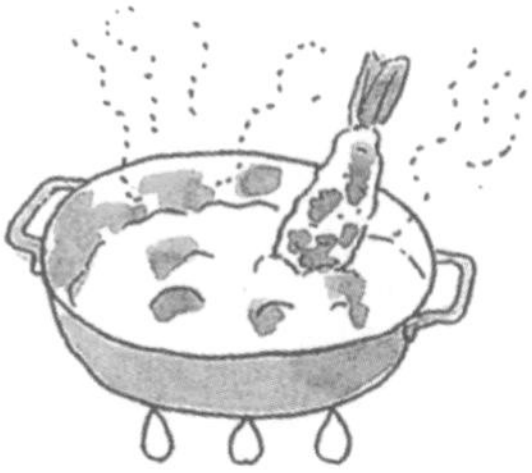

用油調理的炸菜、炒菜等也可放入其中

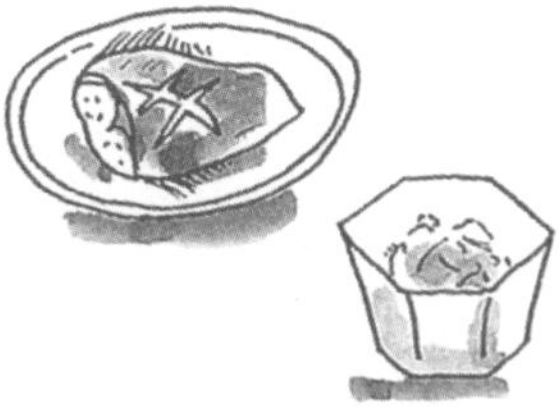

味道要有濃淡之分

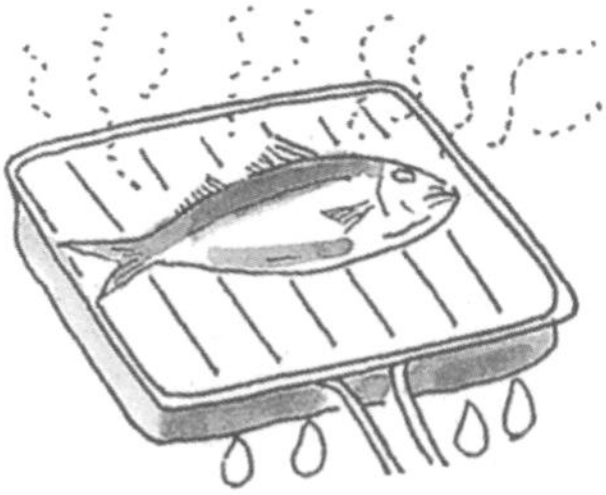

高明的燒烤技巧能使香氣四溢

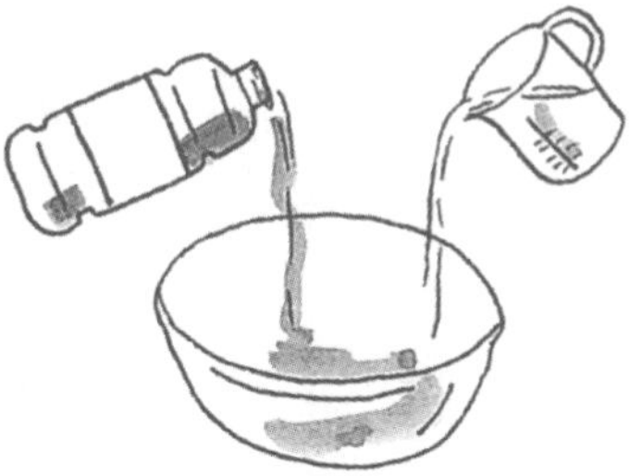

用高湯調拌餐桌上的醬油

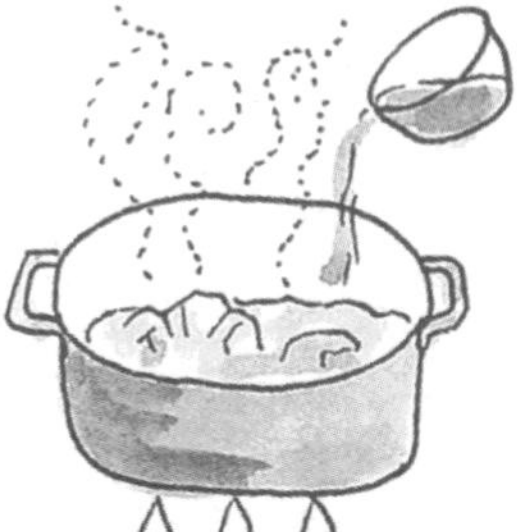

起鍋前再調味，能避免味道吸入食材內。

充分攝取水分、蔬菜使尿酸排泄順暢

充分攝取水分，1天尿量維持在1.5公升以上

水分攝取較少，尿量也會減少。尿量減少時，尿中的尿酸濃度就會上升，容易形成尿路結石。平常少喝水的人，容易出現尿路結石，理由就在於此。

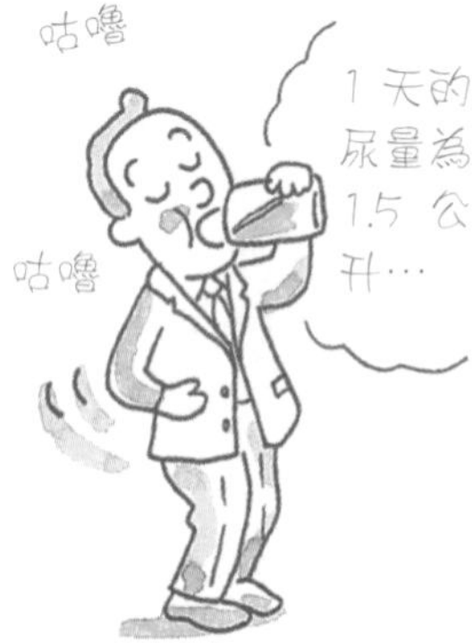

充分補充水分，讓 1 天的尿量維持在 1.5 公升以上。

出現尿路結石或服用尿酸排泄劑的人，爲了預防尿路結石、腎障礙，則要努力的多攝取水分以增加尿量，使尿酸順暢的排出體外。1天至少要維持1.5公升以上的尿量，但最好能夠多補充水分，使尿量維持在2公升以上。

不過，有腎臟病或心臟病病史的人，則不宜攝取太多水分。

與其攝取酒類、果汁類，不如利用開水或茶來補充水分

補充水分會增加尿量，因此很多人會大

量飲用啤酒。

但是，尿酸值較高的人，最好避免利用酒來確保水分。喝啤酒的確會促進排尿，不過，酒的分解物在體內會與尿酸爭奪排泄機會，結果造成尿酸值上升。

酒也是高熱量飲料，過剩攝取，會引起肥胖。而甜的果汁或冷飲也要注意。

最好利用開水、粗茶、烘焙茶、烏龍茶等來補充水分。西瓜具有利尿作用，多吃一些也無妨。

大量攝取蔬菜，努力使尿變成鹼性

促進尿酸排泄，使尿變成鹼性，也是很好的方法。一旦尿變成鹼性，尿酸易溶於尿中而排出體外，藉此能夠預防尿路結石或腎障礙。

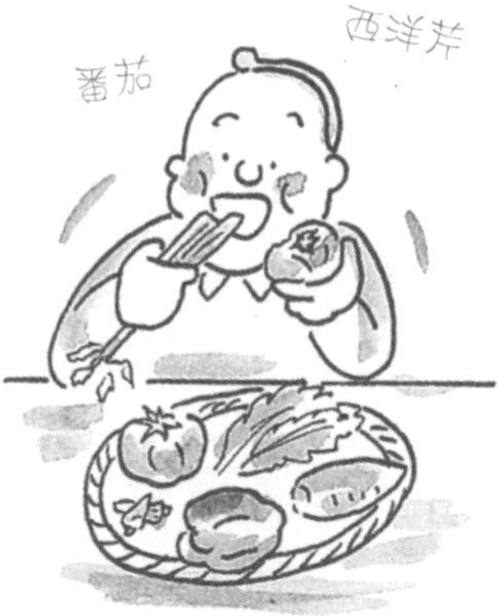

多吃蔬菜讓尿變成鹼性，
也是不錯的方法。

要使尿變成鹼性，最好的方法就是少吃肉，多吃蔬菜。

蔬菜中含有豐富的食物纖維，有助於預防肥胖。此外，綠黃色蔬菜含有大量的鎂。缺乏鎂容易引起尿路結石，爲了補充鎂，要大量攝取綠黃色蔬菜。

經常外食的人要擁有吃的智慧

經常外食，營養不均，會危害健康

能夠保護身體、避免痛風與各種成人病的最佳健康食，就是親手做的菜。親手做菜，可將擔心的熱量、鹽分做適當的控制。

但是，現代人外食機會很多，尤其上班族，幾乎都是在外面吃午餐。

外食的問題點是，以穀類爲主，油脂的使用量較多，整體而言，是高熱量食品。同時，口味較重，容易攝取較多的鹽分。相反的，蔬菜與蛋白質缺乏。

▷聰明的外食法

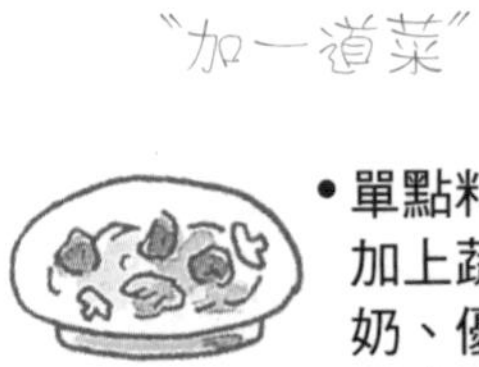

• 單點料理可以加上蔬菜、牛奶、優格、番茄汁等

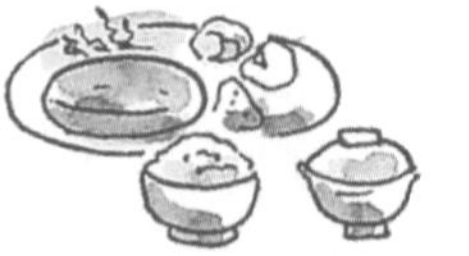

• 與其選擇蓋飯、麵類，不如選擇套餐或便當等。

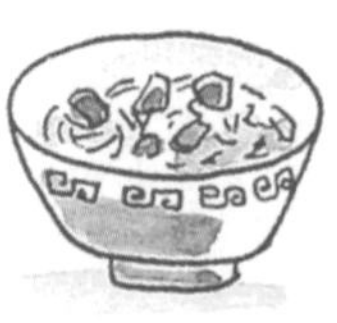

• 蓋飯、麵類要選擇菜色較多者

持續這樣的飲食，會造成營養不均衡，全身各處出現毛病。

慎選菜單，在吃法上下工夫，可以彌補缺點

經常在外用餐的人，要擁有吃的智慧。在選擇菜單時，要慎重其事。這時，最好能掌握料理的熱量。

爲了抑制熱量，要先吃蔬菜和蛋白質，飯、麵和肥肉等則剩下來。鹽分的控制法是，湯不要喝完，少吃醬菜，醬油或醬料不要直接淋在飯或麵上，放在小碟中沾來吃，就能夠減少鹽分的攝取量。

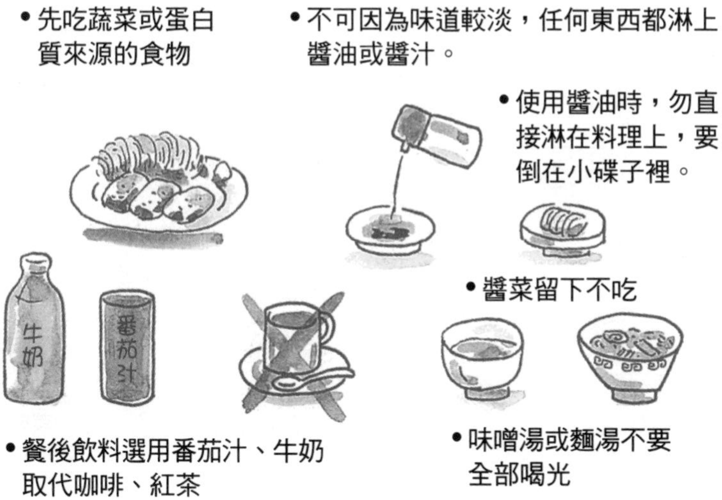
●先吃蔬菜或蛋白質來源的食物
●不可因為味道較淡，任何東西都淋上醬油或醬汁。
●使用醬油時，勿直接淋在料理上，要倒在小碟子裡。
●醬菜留下不吃
牛奶
番茄汁
●餐後飲料選用番茄汁、牛奶取代咖啡、紅茶
●味噌湯或麵湯不要全部喝光

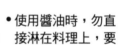

▷外食 1 人份的熱量與鹽分　（ ）內為鹽分

麵　類

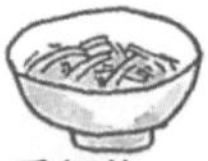
扁麵條
328Kcal
(3.3g)

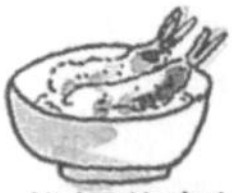
炸蝦蕎麥麵
400Kcal
(4.9g)

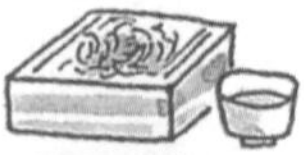
蕎麥涼麵
296Kcal
(3.2g)

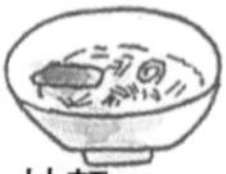
拉麵
560Kcal
(5.2g)

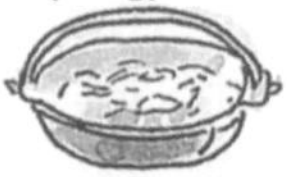
鍋燒烏龍麵
504Kcal
(4.3g)

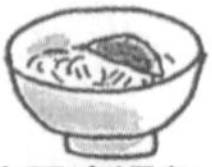
油豆腐湯麵
384Kcal
(5.8g)

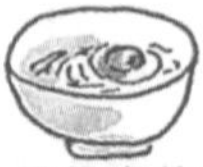
月見烏龍麵
400Kcal
(5.8g)

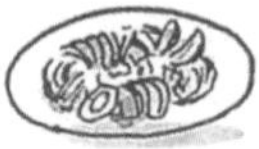
中式涼麵
632Kcal
(4.1g)

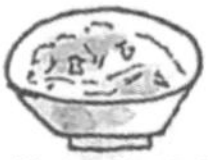
什錦蕎麥麵
696Kcal
(5.7g)

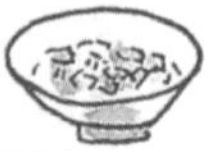
湯麵
680Kcal
(5.1g)

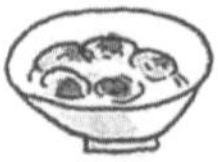
叉燒麵
456Kcal
(6.4g)

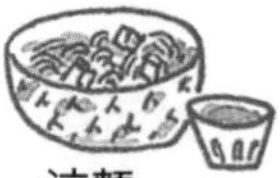
涼麵
360Kcal
(5.1g)

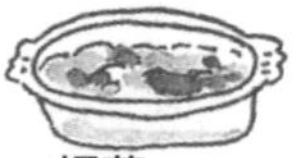
焗菜
768Kcal
(1.4g)

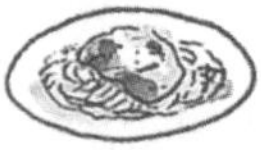
義大利肉醬麵
736Kcal
(4.1g)

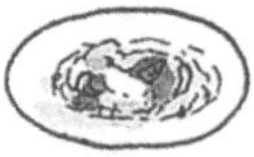
什錦炒麵
880Kcal
(2.8g)

飯　類

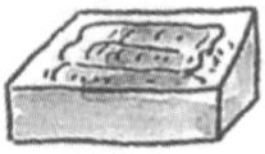
鰻魚飯
856Kcal
(5.6g)

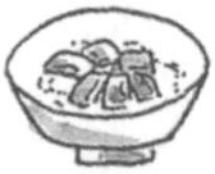
金槍魚蓋飯
616Kcal
(2.8g)

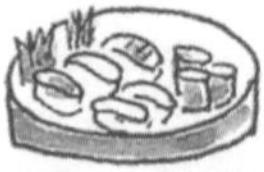
壽司(一般份量)
536Kcal
(5.9g)

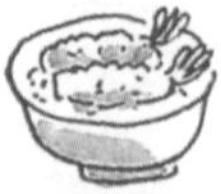
炸蝦蓋飯
784Kcal
(3.6g)

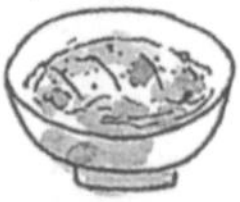
豬排蓋飯
832Kcal
(6.9g)

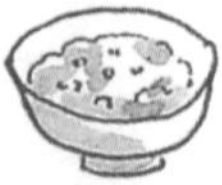
雞肉雞蛋蓋飯
616Kcal
(3.4g)

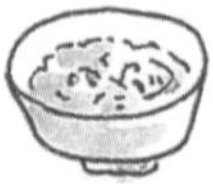
牛肉蓋飯
592Kcal
(4.3g)

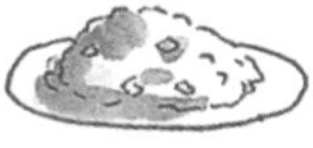
雞肉燴飯
704Kcal
(2.9g)

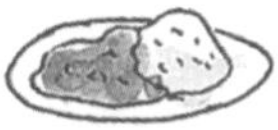
咖哩飯
616Kcal
(4.2g)

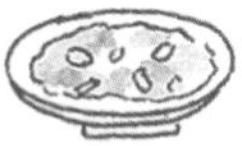
中式蓋飯
704Kcal
(2.2g)

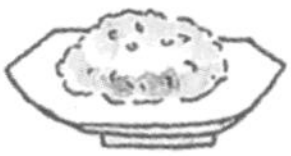
炒飯
600Kcal
(4.7g)

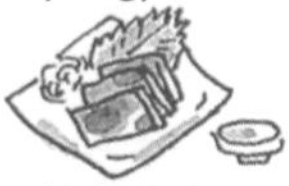
鮪魚生魚片
168Kcal
(1.5g)

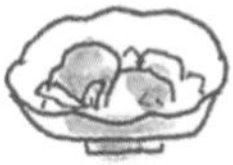
馬鈴薯燒肉
280Kcal
(3.5g)

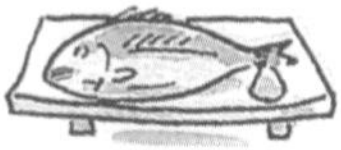
鹽烤竹筴魚
168Kcal
(3.8g)

單點料理

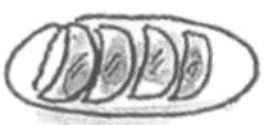
餃子
464Kcal
(2.7g)

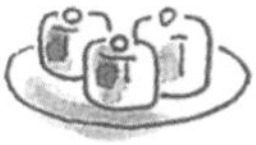
燒賣
272Kcal
(4.3g)

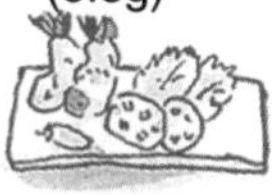
天婦羅
512Kcal
(2.4g)

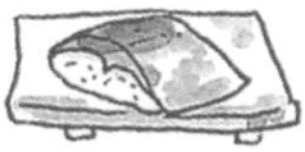
味噌煮鯖魚
200Kcal
(3.2g)

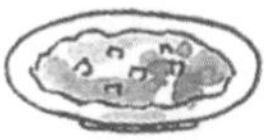
麻婆豆腐
456Kcal
(3.9g)

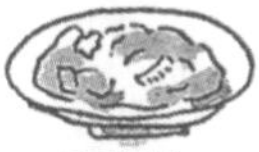
八寶菜
464Kcal
(2.0g)

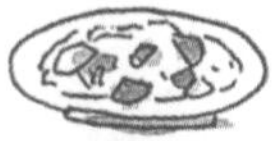
韮菜炒豬肝
320Kcal
(2.0g)

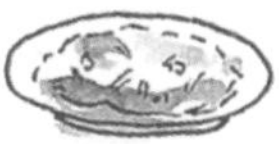
炒蔬菜
288Kcal
(2.4g)

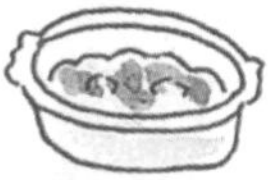
燉牛肉
400Kcal
(1.9g)

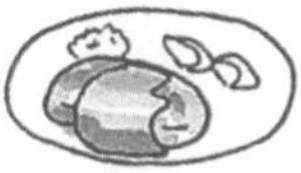
漢堡
512Kcal
(3.1g)

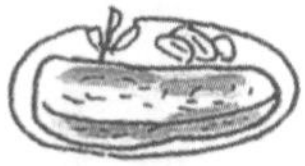
沙朗牛排
1024Kcal
(2.2g)

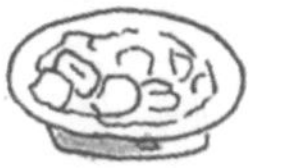
糖醋排骨
680Kcal
(3.1g)

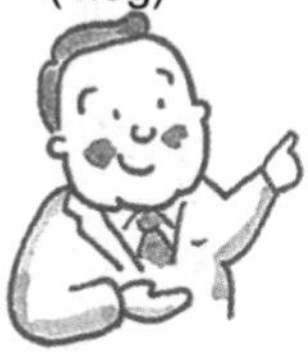

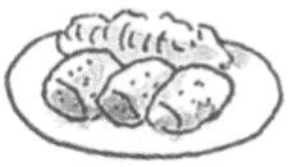
蟹肉丸子
600Kcal
(2.3g)

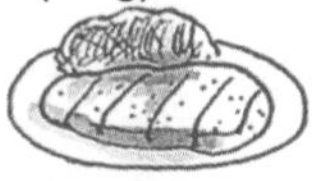
燒烤豬排
512Kcal
(3.4g)

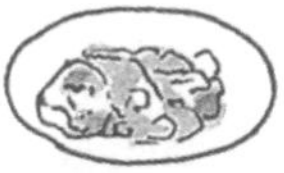
番茄煮嫩雞
416Kcal
(2.3g)

專欄　狼吞虎嚥會使尿酸值上升！

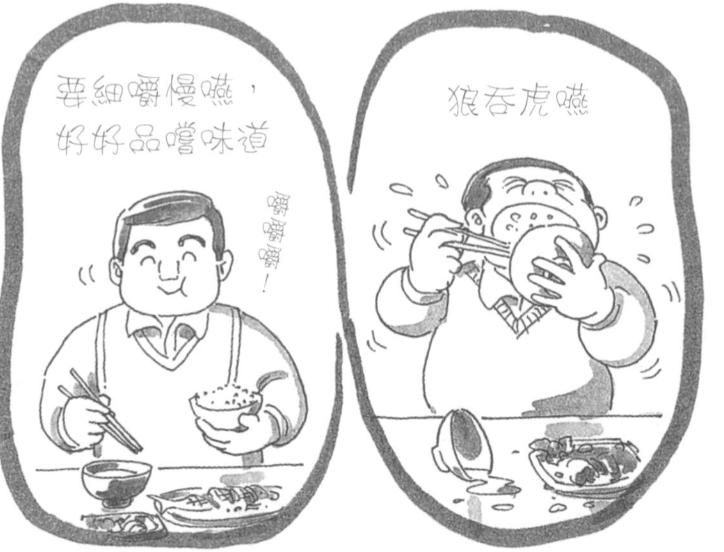

迅速吃東西↓雖然胃已經吸收必需量，但並沒有飽足感，於是又繼續吃↓胃的容量增大，變成大胃王——像這樣，會因為狼吞虎嚥而引起肥胖。而且，因為沒有充分咀嚼而造成消化不良，對胃造成沈重的負擔。

不僅如此，狼吞虎嚥也會使得尿酸值上升。短時間大量的熱量進入體內，劇烈的消耗細胞熱量，結果就容易製造出尿酸。

尿酸值較高的人，要避免狼吞虎嚥，養成充分咀嚼食物、慢慢品嚐味道的飲食習慣。

6 章

預防痛風、成人病的食譜

- 〈肉類〉注意食用量並慎選食用部位
- 〈魚類〉新鮮當令季節的魚有助於預防成人病
- 〈大豆、大豆製品類〉每天以不同面貌出現在餐桌上
- 〈牛奶、乳製品類〉每天喝1杯牛奶補充鈣質
- 〈蛋類〉每天吃1個蛋能夠提升飲食品質
- 〈蔬菜類〉一天300公克中有三分之一是綠黃色蔬菜
- 〈蒟蒻、菇類、海草類〉有助於減肥的健康食品
- 〈飯、麵、麵包類〉控制熱量適量攝取
- 〈下酒菜類〉既能享受喝酒之樂，又能補充不足的養分

肉類

注意食用量並慎選食用部位

不必嚴格限制，但要遵守適量原則

以前的痛風食物療法，主張要避免攝取嘌呤體含量較多的肉類。即使在今天，一旦發作時，醫師也會建議患者少吃這類食品。不過，平常的飲食生活就不必太過在意。

肉類中含有優質蛋白質，以及豐富的維他命、礦物質，嚴格限制攝取肉類，會導致營養偏差。

但是過度攝取，會造成熱量過多，引起問題。1次的食用量以50～80公克爲限。

選擇脂肪較少的瘦肉，能夠防止熱量過多

肉類的攝取，除了食用量外，也要慎選食用部位。

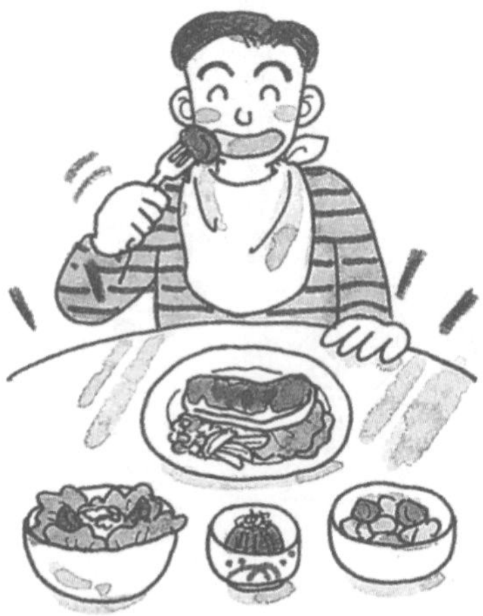

多攝取蔬菜料理，也能夠避免肉吃得太多。

▷各種肉的熱量

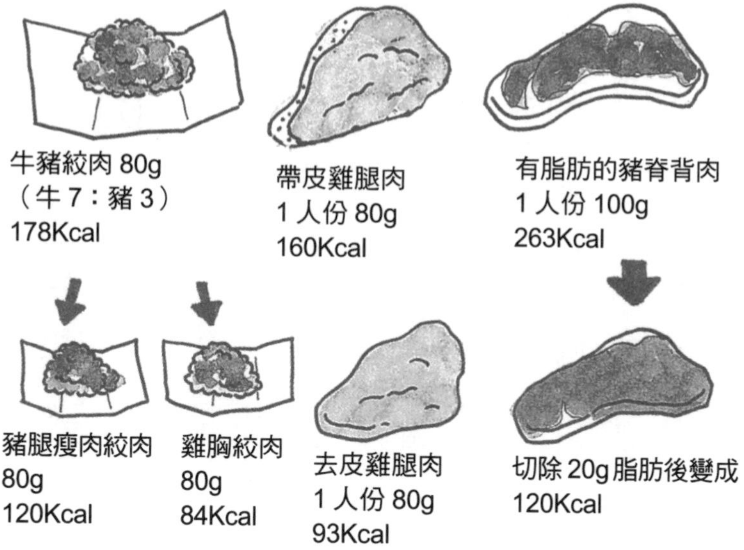

肉類依部位的不同，養分也不同。像霜降肉、五花肉等脂肪較多，是高熱量的肉。儘量使用脂肪較少的瘦肉。若是脂肪較多的肉，則要切除脂肪部分。鷄肉要去皮後再使用。絞肉最好使用瘦肉。

尿酸值較高的人，要避免攝取內臟類。

在烹調上下點工夫，可以減少嘌呤體與熱量

藉由聰明的烹調技巧，能夠減少嘌呤體與熱量。

例如烤肉時，儘量使用烤肉架。脂肪較多的肉塊，則採用蒸、煮的方式以去除脂肪。

請參考次頁以下的說明，製作美味健康的肉類料理。

★搭配使用大量蔬菜，
可以防止肉類攝取過多

煎牛肉

〈材料・4人份〉薄片牛脊背肉（無脂肪）240公克　A（醬油1小匙　酒1小匙）　B（白蘿蔔泥400公克　薑泥1片份　蒜泥2片份　蔥花10公分份　鹽¾小匙　醋3大匙）油2大匙　萵苣120公克　紫洋蔥½個

〈作法〉❶牛肉切成2段，撒上A，醃過。

❷大碗中混合B的材料。

❸鍋中倒入少許油，將①的肉排在鍋中，兩面煎過後浸泡在②中。剩下的肉作法相同。做好後放在冰箱內冷藏30～40分鐘。

❹萵苣切成1口大小。紫洋蔥切成薄的半月形，泡水。

❺將③、④盛入器皿中。

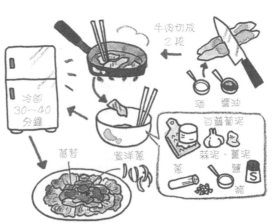

為避免1次食用200、300公克的肉，要利用蔬菜增加份量。

烤肉

★不用油烤肉，以自製淡味醬沾肉

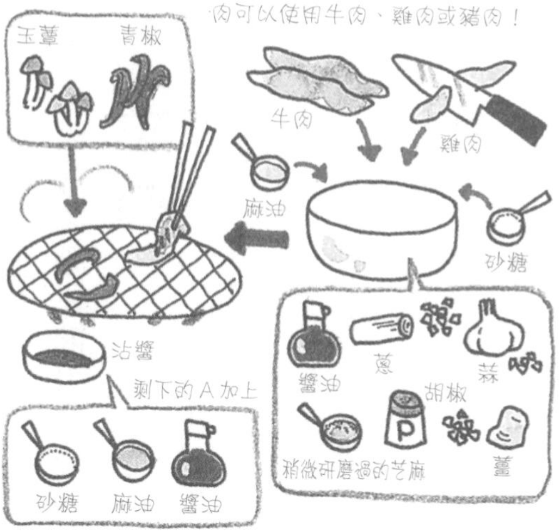

肉可以使用牛肉、雞肉或豬肉！
玉蕈
青椒
牛肉
雞肉
麻油
砂糖
沾醬
剩下的A加上
砂糖
麻油
醬油
醬油
蔥
蒜
胡椒
稍微研磨過的芝麻
薑

選擇脂肪較少的部位，4人份總計為300g左右。

〈材料·4人份〉薄片牛肉（無脂肪）150公克　去皮鷄胸肉3～4條　砂糖2小匙　A（醬油2大匙　蔥花2大匙　蒜泥1小匙　薑泥½小匙　稍微研磨過的芝麻1大匙　胡椒少許）　麻油1小匙　玉蕈1袋　青椒2個　B（砂糖1小匙　麻油1小匙　醬油1～2小匙）

〈作法〉❶去皮鷄胸肉斜切成2段。

❷大碗中放入牛肉、①、砂糖，略微混合，加入⅔量的A、麻油，醃漬20～30分鐘。

❸玉蕈去蒂，撕成1口大小。青椒去籽，縱切成6塊。

❹剩下的A中混入B，做成沾醬。

❺將②、③放在烤架上烤，沾上④的醬汁來吃。

★去除脂肪，降低熱量，

利用橘子風味抑阻鹽分

橙汁豬肉

〈材料・4人份〉豬脊背肉（無脂肪1片約80公克）4片　鹽½小匙　胡椒少許　麵粉適量　橘子3個　油1大匙　白蘭地1大匙　水芹適量

〈作法〉❶豬肉兩面撒上鹽、胡椒，擱置10分鐘，去除水分，沾麵粉並去除多餘的粉。

❷2個橘子用滾水略燙後，泡在冷水中。冷卻後，取出果肉，皮擦碎。剩下的1個橘子對半橫切，擠汁。

❸鍋中熱油，將①兩面煎，撒上白蘭地，使酒精揮發。

❹在③中加入②擦碎的橘皮、果肉與果汁，加蓋用小火煮7～8分鐘。

❺將④盛入器皿中，添上水芹。

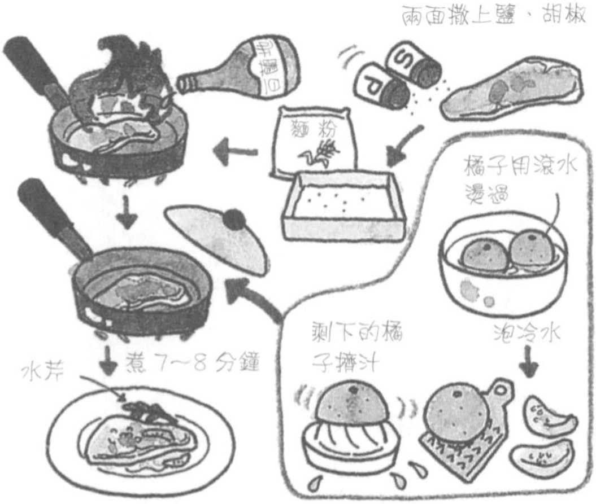

兩面撒上鹽、胡椒
麵粉
橘子用滾水燙過
泡冷水
剩下的橘子擠汁
煮7～8分鐘
水芹

熱量低而且是能夠抑制鹽分的食材。

★因為每天吃都不膩，
才有這道菜名的出現

常夜鍋

〈材料・4人份〉涮涮鍋用薄片豬脊背肉（無脂肪）300公克　豆腐1塊　玉蕈1袋　菠菜300公克　A（金桔汁或檸檬汁2½大匙　醬油3大匙）　B（白蘿蔔泥100公克　薑泥1片份　七味辣椒粉少許）

〈作法〉❶豬肉切成易吃的大小。豆腐對半縱切後再橫切成6塊。玉蕈去蒂，撕成1口大小。菠菜對半切。

❷厚鍋中加入7分滿的水煮開，從豬肉開始放入①的材料，邊煮邊沾A的橙醋醬油、B的佐料一起吃。

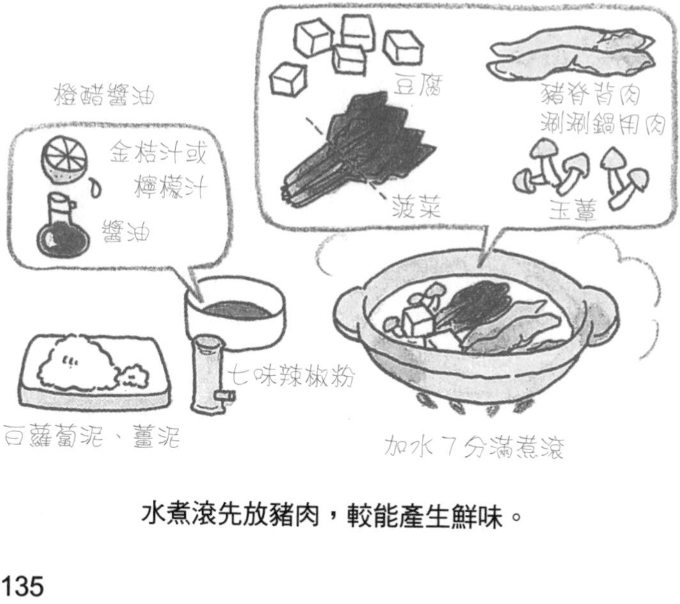

豆腐
豬脊背肉
涮涮鍋用肉
菠菜
玉蕈
橙醋醬油
金桔汁或
檸檬汁
醬油
七味辣椒粉
白蘿蔔泥、薑泥
加水7分滿煮滾

水煮滾先放豬肉，較能產生鮮味。

★選擇豬瘦肉較理想，
添加蔬菜更能使營養均衡

烤豬肉搭配佐料

〈材料・4人份〉薄片豬腿肉300公克　A（醬油1小匙　酒2小匙）　青椒3個　茄子2條　油少許　B（薑泥½片份　蒜泥小1片份　醬油4小匙　醋2小匙　麻油1小匙）

〈作法〉❶豬肉切成1口大小，撒上A。

❷青椒去籽，縱切成4塊。

❸茄子斜切後泡水。去除澀液後瀝乾水分，塗上油。

❹用烤肉架烤①、②、③，搭配B的佐料食用。

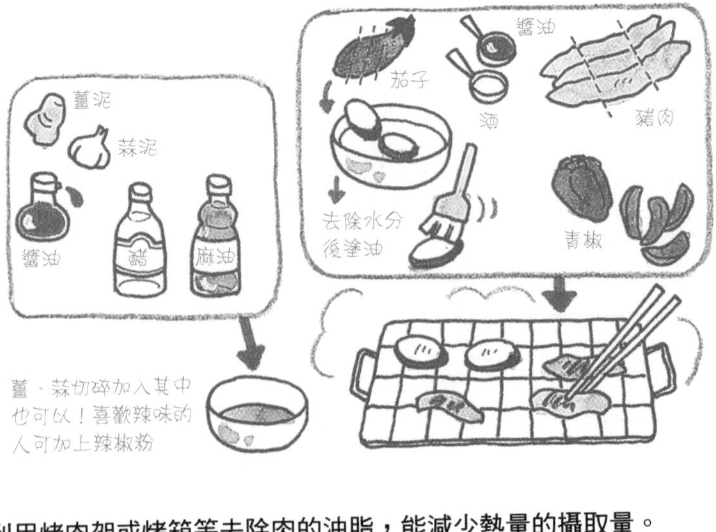
薑泥
蒜泥
醬油
醋
麻油
茄子
醬油
酒
豬肉
去除水分
後塗油
青椒
薑、蒜切碎加入其中
也可以！喜歡辣味的
人可加上辣椒粉

利用烤肉架或烤箱等去除肉的油脂，能減少熱量的攝取量。

煮雞湯

★雞肉去皮與皮下脂肪後再使用

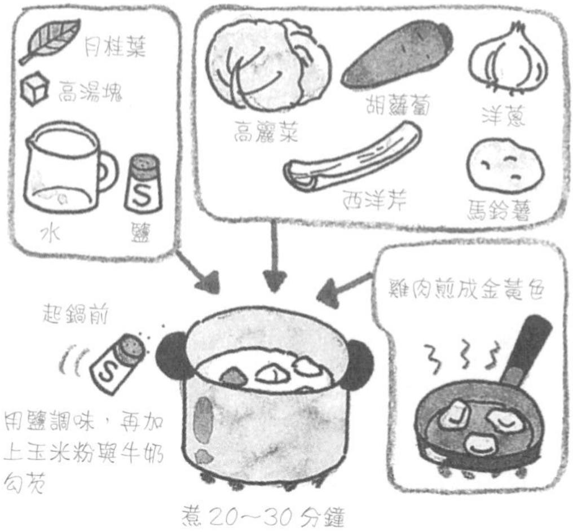

雞肉去皮與脂肪，能夠成為健康素材。

〈材料・4人份〉鷄腿肉（去皮與脂肪）300公克　A（鹽⅔小匙　胡椒少許）　洋蔥1個　馬鈴薯2個　胡蘿蔔小1根　高麗菜400公克　西洋芹1根　油1大匙　B（月桂葉1片　高湯塊1個　水3杯　鹽½小匙）　鹽½小匙　C（玉米粉1大匙　牛奶4大匙）

〈作法〉❶鷄肉切成1口大小，撒上A，放入油鍋中煎成金黃色。

❷洋蔥、馬鈴薯縱切成4塊。胡蘿蔔縱切成2半後，斜切成2段。高麗菜以芯爲主，切成4半。西洋芹斜切成4段。

❸深鍋中放入①、②、B煮20～30分鐘。蔬菜煮軟後，用鹽調味（品嚐味道，決定鹽的用量），加入C，稍微勾芡後即完成。

燒雞肉

★去皮而味道變淡後可利用芝麻或麻油來增添風味

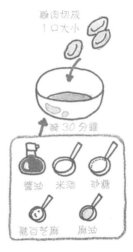

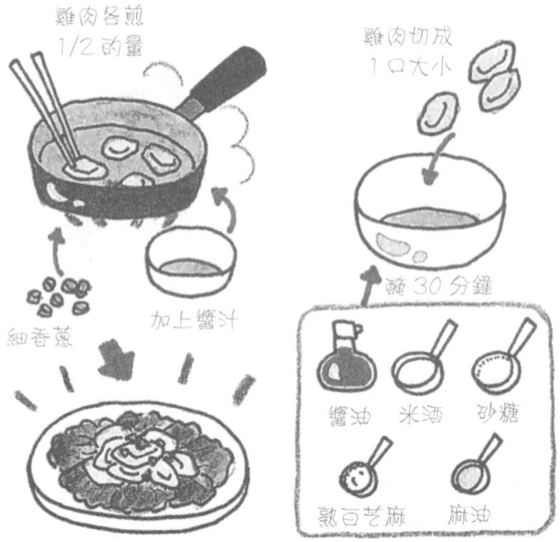

去皮的雞肉也很好吃。

〈材料・4人份〉鷄胸肉（去皮與脂肪）300公克　A（醬油1½大匙　米酒1大匙　砂糖2小匙　熟白芝麻2小匙　麻油1小匙）細香蔥1小把　油1大匙　生菜8片　糖醋薑適量

〈作法〉❶鷄肉切成3～4公分寬，再斜切成1口大小。

❷大碗中混合A的材料，放入①醃30分鐘。

❸細香蔥切成小段。

❹鍋中熱½量的油，將½量的②排在鍋中，兩面煎成金黃色後，改用小火煎熟後取出。剩下的肉也以相同方式煎，再將之前煎好的肉一起放入鍋中，加入②的醃汁，然後再加入③混合。

❺器皿中鋪上生菜，擺上④，添上糖醋薑。

★用鋁箔紙包住後再炸，
不用擔心油攝取過多

炸雞肉捲

〈材料・4人份〉雞胸肉（去皮與脂肪）2片　A（鹽½小匙　酒2小匙）　海苔1½片　起士棒4根　奶油1小匙　炸油適量　小青椒8根　醬油少許

〈作法〉❶雞肉朝左右剖開，較厚處再繼續切薄，兩面撒上A，擱置10分鐘。

❷去除①的水分，正面朝下放置，1片的上面貼上½量的海苔，在面前放上2根起士棒，捲起。接著，擺在塗上½量奶油的保鮮膜上，捲起後再用鋁箔紙捲緊，兩端扭緊。再做1條相同的雞肉捲。

❸將②放入加熱到180度的炸油中，一邊滾動一邊炸10～12分鐘。

❹小青椒用菜刀或竹籤劃幾道後直接炸，撒上醬油。

❺撕去③的鋁箔紙和保鮮膜，切成1口大小，與④一起盛盤。

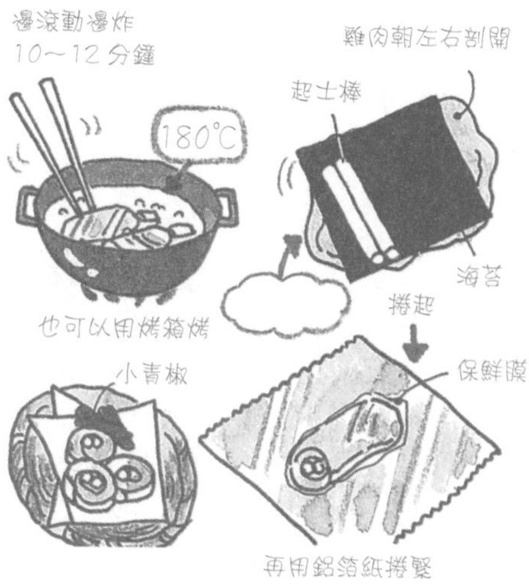
雞肉朝左右剖開
起士棒
海苔
邊滾動邊炸
10～12分鐘
180°C
也可以用烤箱烤
捲起
保鮮膜
小青椒
再用鋁箔紙捲緊

用烤箱烤也可以。

★絞肉要使用店家當場絞的瘦肉

番茄煮肉丸子

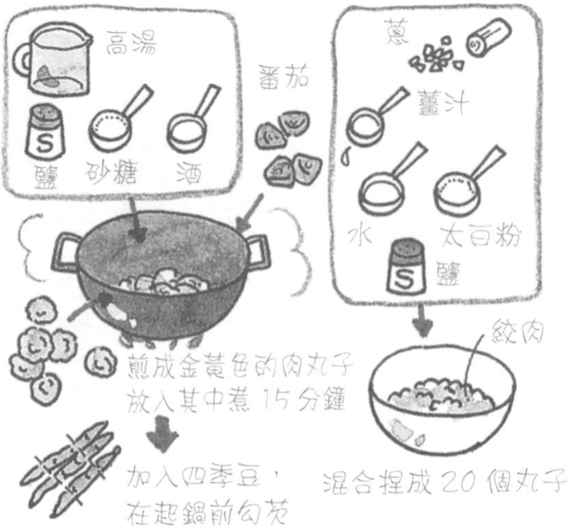

肉丸子不用油炸，更能減少熱量。

〈材料・4人份〉豬瘦肉絞肉300公克　A（蔥花5公分份　薑汁少許　水3大匙　鹽½小匙　太白粉2大匙）　熟透番茄大2個　四季豆100公克　油1大匙　B（高湯1杯　鹽⅓小匙　砂糖⅓小匙　酒1小匙）　C（太白粉½大匙　水1大匙）

〈作法〉❶大碗中放入絞肉與A充分混合，捏成20個肉丸子。❷番茄去蒂，切成菱形。

❸四季豆用滾水煮2～3分鐘，切成3段。

❹鍋中熱油，放入①，一邊滾動一邊煎成金黃色後取出。

❺在④的鍋中放入②拌炒，加入B、④，煮滾後改用小火煮15分鐘。

❻在⑤中加入③，最後加入C煮1～2分鐘，勾芡後即完成。

★組合無熱量食品

成為豐富的健康料理

香菇燒賣

〈材料．4人份〉豬瘦肉絞肉300公克　A（薑汁少許　鹽¼小匙　醬油2小匙　酒2小匙　麻油1小匙　砂糖½小匙）　洋蔥1個　太白粉2大匙　韮菜20公克　香菇24朵　B（芥末醬少許　醋½大匙　醬油1大匙）

〈作法〉❶洋蔥切碎，混合太白粉。韮菜切成小段。

❷絞肉、A混合，加入①混合。

❸香菇去蒂，在傘的內側撒太白粉（材料外），鋪上②。

❹蒸器中擺上③蒸15分鐘，沾B的芥末醋醬油食用。

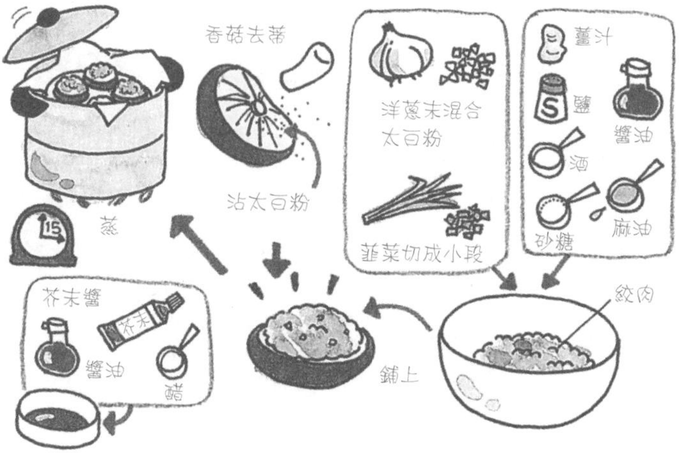

芥末醋醬油不宜沾太多。

魚類

新鮮當令季節的魚有助於預防成人病

40歲後多吃魚少吃肉，能夠預防成人病

魚含有優質蛋白質、各種維他命與礦物質，自古以來是主要的蛋白質來源。

根據研究報告顯示，魚中含有能夠有效預防動脈硬化性疾病的ＩＰＡ（二十碳五烯酸），以及有助於預防痴呆的ＤＨＡ（二十二碳六烯酸），還有能夠降低血中膽固醇、增加好膽固醇、使血壓維持正常的牛磺酸等成分。

過了中年後，飲食上要多吃魚少吃肉。

每天攝取新鮮的魚100公克

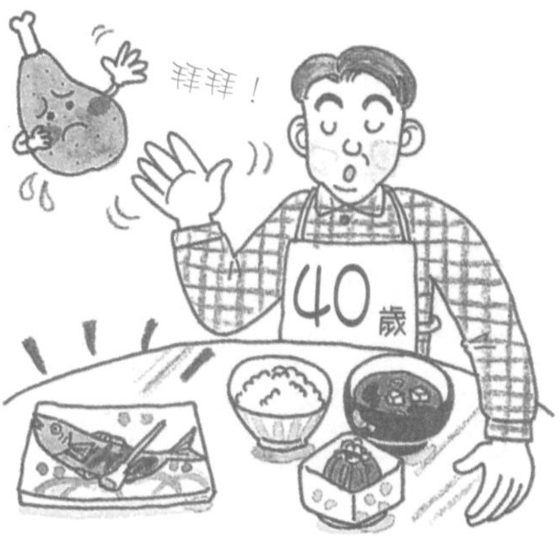

過了40歲後，要多吃魚少吃肉。

購買魚類時，要嚴格挑選新鮮的魚。不

▷必須注意的海鮮類

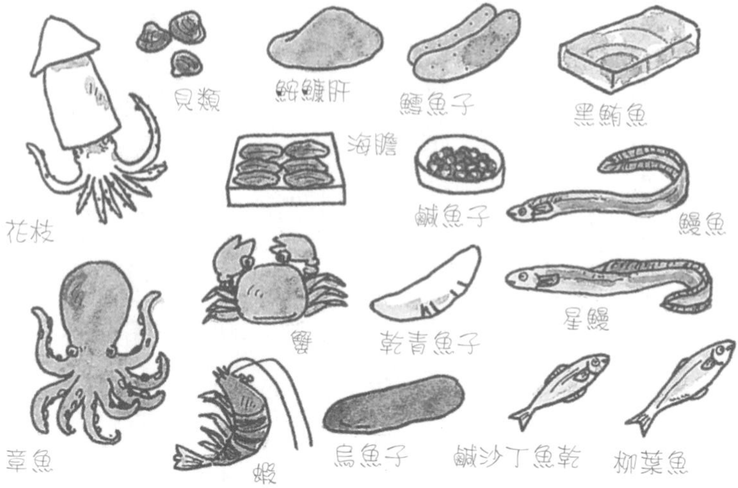
貝類
鮟鱇肝
鱈魚子
黑鮪魚
海膽
鹹魚子
鰻魚
花枝
章魚
蟹
乾青魚子
星鰻
蝦
烏魚子
鹹沙丁魚乾
柳葉魚

尿酸值較高或擔心成人病的人要注意吃法。

新鮮的魚類，脂肪氧化，反而會促進成人病的發生。

但是，就算對身體好的東西，也不可過量攝取，否則會造成熱量過剩。1天以攝取100公克爲標準。不過，黑鮪魚、鰻魚等脂肪較多的魚，則要控制在50公克左右。

魚的內臟中含有嘌呤體以及大量的膽固醇，尿酸值較高的人，要先去除魚的內臟後再食用。

同樣的，鱈魚子、鹹鮭魚子、海膽、乾青魚子、花枝、蝦、章魚、蟹、貝類等，也要控制攝取量。

★為擔心成人病的人設計的
便宜美味健康料理

烤竹筴魚、沙丁魚

〈材料・4人份〉竹筴魚4條　沙丁魚4條　A（酒1小匙　味噌1½大匙　蔥花20～30公分份　薑泥1片份）　麵粉適量　海苔1片　青紫蘇4片　油1大匙　醋蓮藕適量

〈作法〉❶竹筴魚、沙丁魚切成3片，用湯匙刮取魚肉，在砧板上剁碎或用研缽搗碎。

❷在①中混合A，分成12等份，手沾油（材料外）做成橢圓形，全部薄薄沾上一層麵粉。

❸海苔分成8片，捲8個②的材料。用青紫蘇捲剩下的②的材料。

❹鍋中熱油，將③排入其中，兩面各煎5分鐘。

❺皿中放入④，添加醋蓮藕。

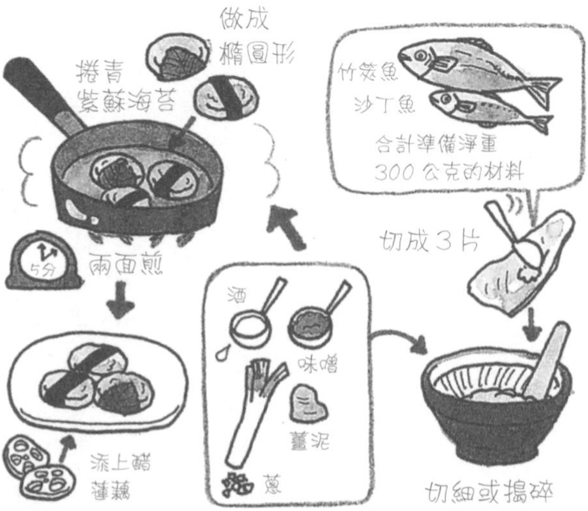

竹筴魚或沙丁魚富含不飽和脂肪酸，能夠預防成人病。

★在意青色魚臭味的人，可藉助檸檬的效果

蒸鯖魚淋酸辣醬汁

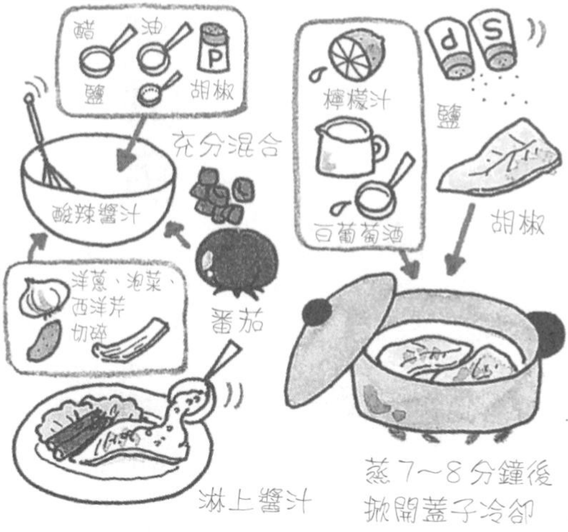

醋
油
鹽
胡椒
充分混合
酸辣醬汁
洋蔥、泡菜、西洋芹切碎
番茄
檸檬汁
鹽
白葡萄酒
胡椒
淋上醬汁
蒸7～8分鐘後掀開蓋子冷卻

蒸鯖魚的重點是，放入鍋中時不可重疊。

〈材料・4人份〉鯖魚4塊　A（鹽½小匙　胡椒少許）　油少許　B（檸檬汁1大匙　白葡萄酒1大匙　水¼杯）　熟透番茄40g　C（醋1大匙　油2大匙　鹽⅕小匙　胡椒少許）　D（泡菜末1大匙　洋蔥末1大匙　芹菜末少許）　綠蘆筍8根　萵苣適量

〈作法〉❶鯖魚兩面撒上A。

❷鍋內底塗油，將①的皮面朝上放入，加入B蓋上蓋子，煮滾後用小火蒸7～8分鐘。掀開蓋子冷卻。

❸番茄切成5毫米正方形。

❹C充分混合，加入③與D。

❺綠蘆筍用水燙出美麗的顏色。

❻剝去②的薄皮，盛盤，淋上④的酸辣醬汁並添上⑤與萵苣。

酒煮鮭魚

★確認鮭魚的鹽分調節味道，避免口味太重

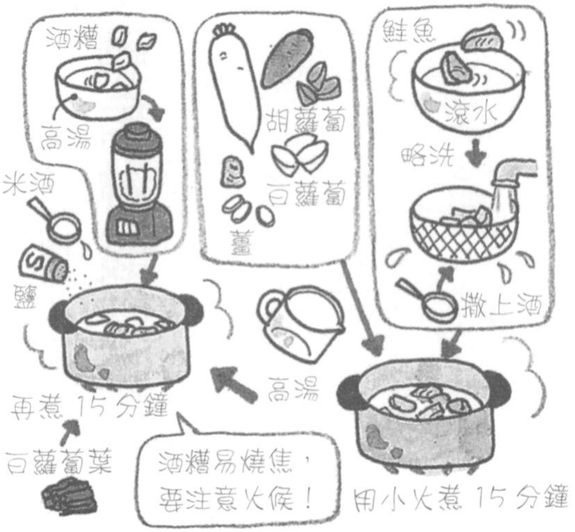

嚐嚐味道，太淡時最後再加入少許鹽。

〈材料・4人份〉鮭魚（甜鹹口味）300公克　酒1大匙　白蘿蔔600公克　胡蘿蔔小1根　薑1片　白蘿蔔葉100公克　A（酒糟160公克　高湯1杯）　高湯2杯　B（米酒1大匙　鹽¼小匙）

〈作法〉❶鮭魚切成1口大小，放入滾水中，表面變白後撈起泡在冷水中，略洗後去除水分，撒上酒。❷白蘿蔔切成2公分厚的圓片，再斜切（交叉切），煮6～7分鐘。胡蘿蔔也交叉切，煮5分鐘。薑切成薄片。❸白蘿蔔葉煮過後，切成5公分長。❹A的酒糟搗碎，浸泡在高湯中，用攪拌器或研缽搗碎。❺鍋中放入①、②、高湯，開火煮滾後，改用小火煮15分鐘，加入④與B，再煮15分鐘，最後加入③。

★鮪魚的肥肉熱量高，花點工夫做出美味紅肉鮪魚料理

山藥淋鮪魚

〈材料・4人份〉生魚片用紅肉鮪魚300公克　醬油4小匙　山葵泥1小匙　山藥300公克　海苔½片　豌豆嬰少許

〈作法〉❶醬油和山葵泥混合備用。

❷鮪魚切成1.5～2公分正方形，淋上①⅓的量，醃一下。

❸山藥去皮擦碎。

❹海苔用火略烤後切細。也可以多烤一下，放入塑膠袋內揉碎。

❺器皿中盛入②，鋪上③，淋上剩下的①，撒上④，添上豌豆嬰。

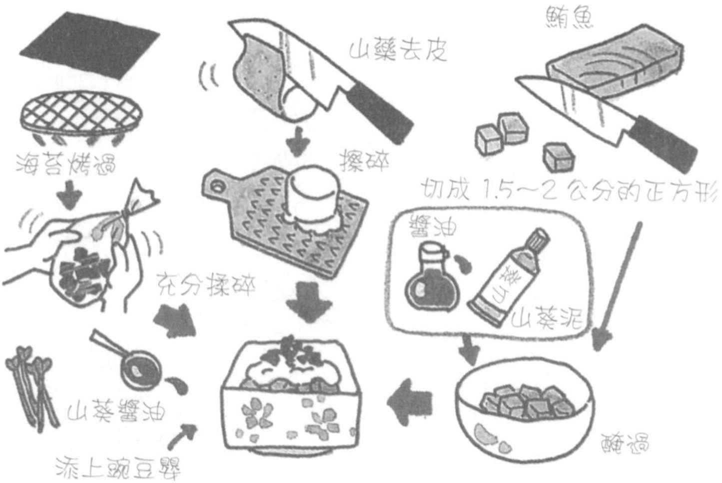

鮪魚事先醃過能去除腥臭，也可控制山藥的鹽分。

★利用少許鹽就能做出比鹽燒、照燒更美味可口的料理

蛋黃燒霸魚

〈材料・4人份〉霸魚4塊　鹽½小匙　A（蛋黃小2個　砂糖½小匙　鹽少許）杏乾4個　B（砂糖1小匙　紅葡萄酒1大匙）　秦椒芽8片

〈作法〉❶霸魚兩面撒上鹽，置於篩子內直到鹽溶化爲止。

❷去除①的水分，用鐵籤穿刺兩面烤。魚烤熟後，兩面塗上A，離火烤乾後，又塗一次A再烤。

❸B中加入蓋滿材料的水，煮杏乾。

❹抽出②的鐵籤，盛盤，秦椒芽鋪在魚上，添上③的杏乾。

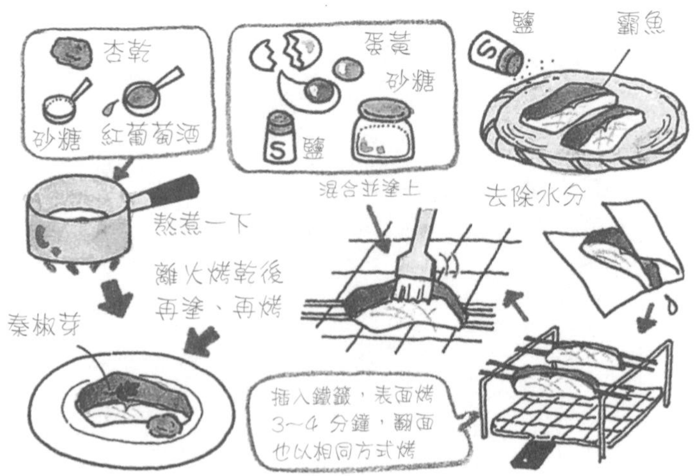

杏乾
砂糖
紅葡萄酒
蛋黃
砂糖
鹽
鹽
霸魚
熬煮一下
混合並塗上
去除水分
離火烤乾後
再塗、再烤
秦椒芽
插入鐵籤，表面烤
3～4 分鐘，翻面
也以相同方式烤

也可以使用烤魚架來烤。

★不只是方頭魚，鱈魚、黃花魚等白肉魚都可利用

蕪菁蒸方頭魚

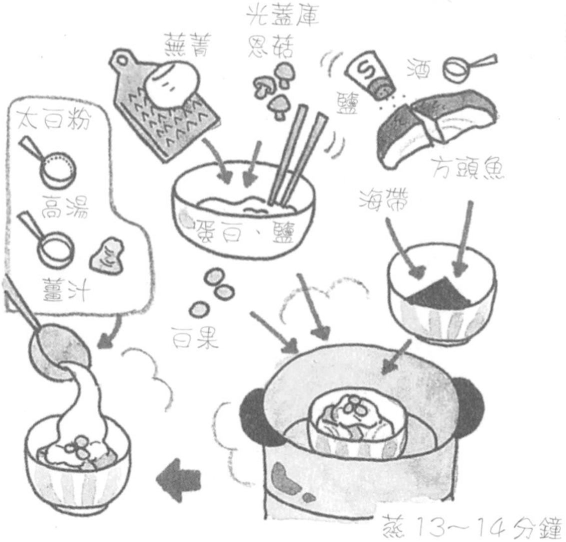

最棒的淡味料理。

〈材料・4人份〉方頭魚4塊　A（鹽少許　酒1小匙）　海帶（4×7cm）4片　白果12個　光蓋庫恩菇60g　蕪菁400g　B（蛋白1個份　鹽少許）　C（高湯1杯　醬油1小匙　米酒1小匙　鹽⅖小匙）　D（太白粉2小匙　高湯4小匙）　薑汁少許

〈作法〉❶方頭魚1塊切成2片，撒上A，放入鋪上海帶的器皿中。

❷白果煮過後去除薄膜。

❸光蓋庫恩菇放在篩子裡，用滾水淋過。

❹蕪菁擦碎，稍微擠乾水分。

❺B略微混合，避免蛋白起泡，加入③、④。

❻在①中淋上大量的⑤，用②裝飾，放入蒸器中蒸13～14分鐘。❼C煮滾後，用D勾芡，利用薑汁增添風味後淋在⑥上。

★加上咖哩粉的醬油風味佳
且能刺激食慾

咖哩燒白帶魚

〈材料・4人份〉白帶魚4塊　A（鹽⅓小匙　胡椒少許）　咖哩粉2小匙　麵粉2～3大匙　油2大匙　醬油1小匙　馬鈴薯3個　鹽、胡椒各少許　小番茄12個

〈作法〉❶白帶魚撒上A，擱置片刻，用廚房紙巾按壓表面吸取水分，先撒上咖哩粉再撒上麵粉。

❷鍋中熱油，將①的表面朝下放入。煎成金黃色後翻面，加蓋煎熟。

❸馬鈴薯煮過，倒掉湯汁，撒上鹽、胡椒，做成粉吹芋。

❹器皿中擺上②，趁熱淋上醬油增添香氣，添上③與小番茄。

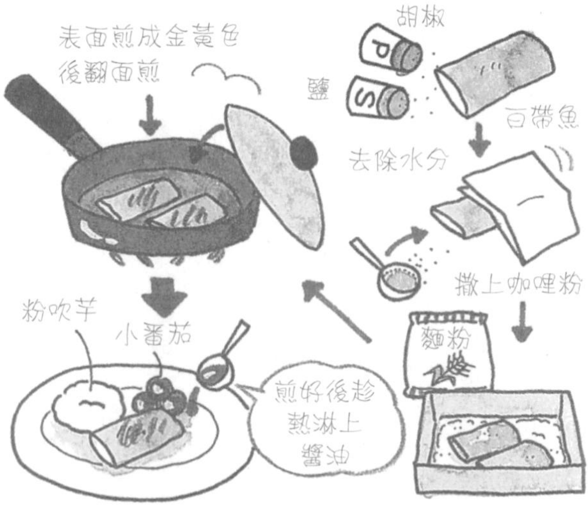

也可以使用梭魚。

★基於健康考量，與其吃炸魚不如吃煮魚

番茄豆腐煮金眼鯛

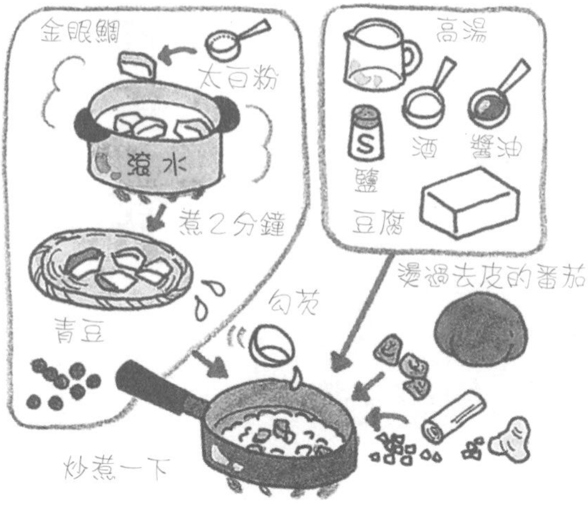

魚用煮的方式取代油炸，可以控制熱量。

〈材料・4人份〉金眼鯛3塊　A（酒1小匙　醬油1小匙　薑汁少許）　太白粉適量　豆腐1塊　熟透番茄大1個　冷凍青豆40g　油1大匙　B（蔥花5cm份　薑末½片份）　C（高湯1杯　酒1大匙　醬油1大匙　鹽¾小匙）　D（太白粉1大匙　水2大匙）

〈作法〉❶金眼鯛切成1口大小，撒上A，擱置10分鐘後沾太白粉，放入滾水中煮2分鐘，撈起放在篩子裡。

❷豆腐瀝乾水分，縱切成2半，再橫切爲1公分厚。

❸熟透番茄去蒂，用滾水燙過後去皮，切成梳形。❹冷凍青豆用滾水燙過。

❺鍋中熱油炒B與③，加入C、②再煮，用D勾芡，加入①、④。

★連配菜一起吃
就可以得到均衡的營養

中式生魚片

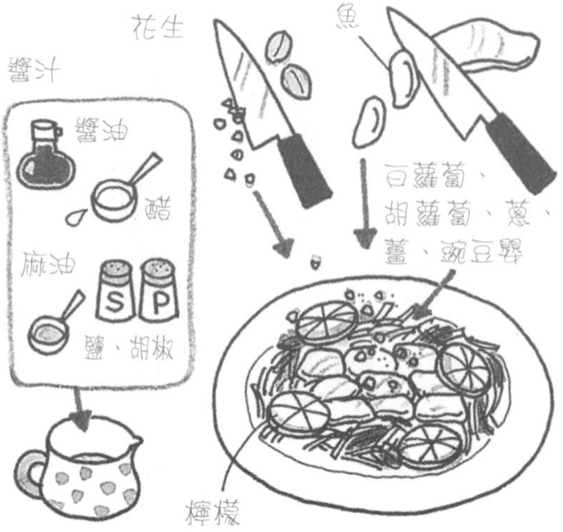
醬汁
醬油
醋
麻油
鹽、胡椒
花生
魚
白蘿蔔、
胡蘿蔔、蔥、
薑、豌豆嬰
檸檬

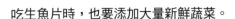

吃生魚片時，也要添加大量新鮮蔬菜。

〈材料・4人份〉生魚片用的鯛魚或比目魚300公克　白蘿蔔120公克　胡蘿蔔20公克　蔥15公分　薑½片　豌豆嬰1袋　花生⅓杯

A（醬油1½大匙　醋1大匙　麻油1小匙　鹽、胡椒各少許）　檸檬薄片4片

〈作法〉❶魚薄切成1口大小（儘量於盛盤前再切）。

❷白蘿蔔刨成長絲，切成15～20公分長，再切成小段。胡蘿蔔、蔥切成5公分長的細絲。薑切絲。豌豆嬰去除根部。以上的材料各自泡水片刻，撈起並瀝乾水分。

❸花生切碎。

❹A的材料混合做成醬汁。

❺器皿中鋪上②，盛上①，用③與檸檬裝飾並添上④。

★利用低鹽分蘸汁享受蒸魚的美味

中式酒蒸鱸魚

〈材料·4人份〉鱸魚4塊　蔥12公分　薑½片　熟筍60公克　香菇8朵　火腿2片

A（酒1大匙　高湯2大匙）　B（醋2大匙　醬油1大匙　砂糖2小匙　鹽¼小匙　薑汁少許）

〈作法〉❶蔥縱切成4半後，再切成4公分長。薑切成薄片。

❷熟筍縱切成薄片。香菇去蒂，斜切成2～3片。火腿切成6片。

❸器皿中鋪上①，擺上鱸魚後鋪上②，撒上A蒸15分鐘。

❹蒸好的③添上B混合的蘸汁一起吃。

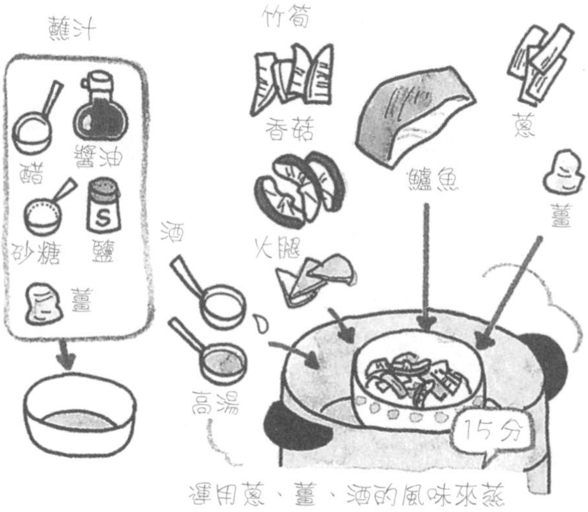

也可以使用方頭魚、鯖魚等。

★擔心熱量的人
可以使用不沾鍋

韓式煎魚

〈材料・4人份〉生魚片用的比目魚或鱈魚200g　金菇1袋　麵粉3～4大匙　油1～2大匙　蛋2個　A（醬油4小匙　醋2小匙　麻油½小匙　研磨過的白芝麻1小匙　辣醬或豆瓣醬½小匙　蒜泥少許）

〈作法〉❶魚斜切成1口大小，沾麵粉。

❷金菇去蒂，撕成易吃的大小，撒上麵粉。

❸不沾鍋中熱油，①、②沾上蛋汁後放入鍋中，用中火兩面煎。

❹沾A的蘸汁一起吃。

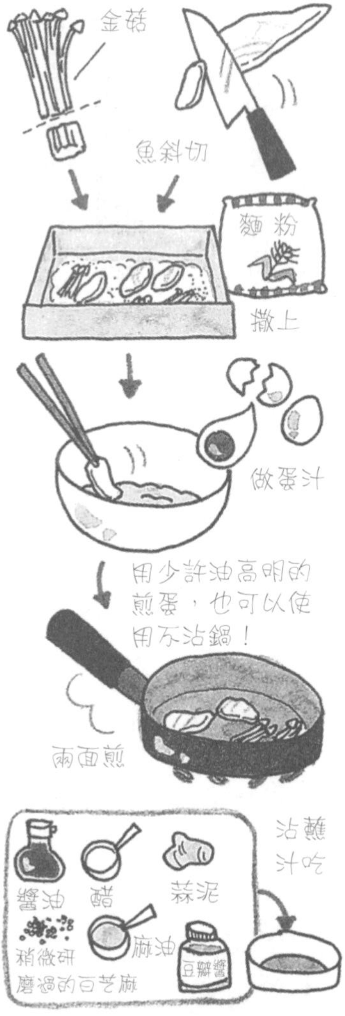

雞胸肉、韮菜、香菇都是美味食材，不妨一試。

★海鮮什錦火鍋

味道與營養都滿分

什錦海鮮鍋

〈材料・4人份〉白肉魚（鱸魚、鰈魚等）2塊　沙丁魚小4條　A（鹽1小匙　胡椒少許）　白葡萄酒3大匙　洋蔥½個　蒜1片　水煮番茄罐頭（固體135g）1罐　胡蘿蔔1根　馬鈴薯2個　花椰菜100g　油2大匙　B（月桂葉1片　湯5杯　罐頭番茄汁1罐　咖哩粉1½小匙　胡椒、辣椒粉、荳蔻各少許　鹽½小匙）　鹽½小匙

〈作法〉❶白肉魚1塊切成2片。沙丁魚內側劃數刀去除內臟。以上撒上A，擱置20分鐘後放到大碗中，撒上白葡萄酒。

❷洋蔥、蒜切成薄片。番茄略切。

❸胡蘿蔔、馬鈴薯切成1口大小。

❹花椰菜分成小株，用滾水燙過。

❺厚鍋中熱油炒②，加入B與③煮20分鐘，再加入①煮7～8分鐘，用鹽調味，加入④略煮即可。

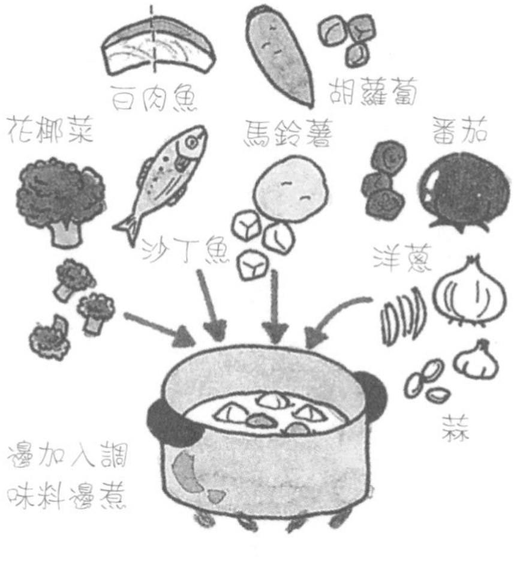
白肉魚
胡蘿蔔
花椰菜
馬鈴薯
番茄
沙丁魚
洋蔥
蒜
邊加入調味料邊煮

即將煮好前加入12個帶殼海瓜子，更能增添風味。但是貝類不可吃太多。

大豆、大豆製品類

每天以不同面貌出現在餐桌上

大豆或大豆製品營養豐富，可以取代肉積極利用

大豆有「植物肉」之稱，含有很多優質蛋白質，以及能夠降低血中膽固醇的亞油酸、預防高血壓的卵磷脂、消除疲勞不可或缺的維他命B群、防止體內氧化的維他命E，以及豐富的鐵、鈣、鉀、食物纖維等。

攝取大豆製品豆腐、油豆腐、青菜絲油豆腐、豆腐皮、凍豆腐、納豆、豆渣、豆漿等，也可以期待得到與大豆相同的營養。

痛風以及許多成人病的背景，就是攝取太多的動物性食品。因此，要重新評估大豆或大豆製品的價值，每天3餐至少有1餐要攝取大豆類食品。

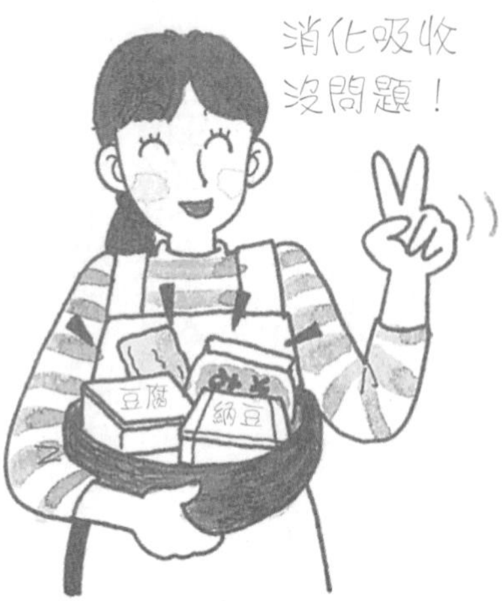

大豆唯一的缺點是消化、吸收不良，但利用豆腐等加工品就沒有任何問題。

★令人懷念的媽媽味道
含有豐富蛋白質與食物纖維

五目豆

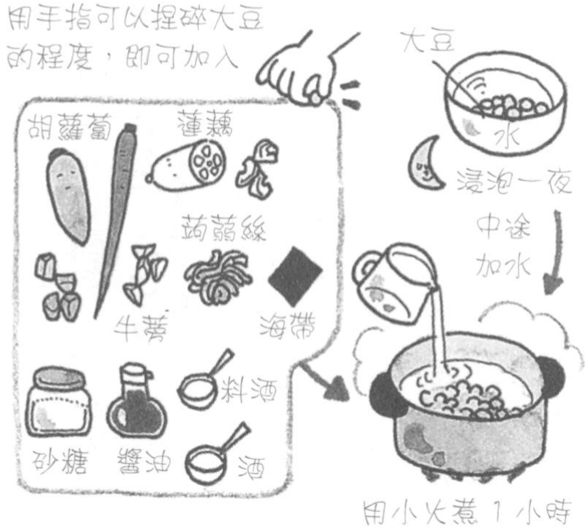
用手指可以捏碎大豆的程度，即可加入
大豆
水
浸泡一夜
中途加水
胡蘿蔔
蓮藕
蒟蒻絲
牛蒡
海帶
料酒
砂糖
醬油
酒
用小火煮1小時

豆子太少時不易煮，可多做一些冷凍保存。

〈材料・8人份〉大豆（乾燥）1杯　胡蘿蔔80公克　牛蒡100公克　蓮藕100公克　蒟蒻絲100公克　海帶10公分　A（砂糖6大匙　醬油3大匙　料酒2大匙　酒1大匙）

〈作法〉❶大豆用水洗淨後，用4杯水浸泡一夜。

❷胡蘿蔔、牛蒡、蓮藕切成小塊，牛蒡、蓮藕泡水。蒟蒻絲切成3公分長，先用滾水燙過。海帶用水泡脹，切成1.5公分正方形（浸汁也可以利用）。

❸在①中加入海帶浸汁，開火煮沸後改用小火煮1小時。煮汁減少時於中途加水，讓大豆一直浸泡在煮汁中。直到用手指可以捏碎大豆的程度，加入②與A，用小火煮30～40分鐘，直到煮汁收乾爲止。

★在配菜上下點工夫，
讓涼拌豆腐每天都吃不膩

中式涼拌豆腐

〈材料・4人份〉豆腐2塊　火腿1片　薄片榨菜3片　青紫蘇2片　番茄2個　A（醬油4小匙　醋2小匙　麻油½小匙）

〈作法〉❶豆腐充分冷卻，每塊各對半切。

❷火腿切碎。榨菜用水浸泡2分鐘，去除鹽分，切碎。青紫蘇切絲，泡水。

❸番茄去蒂，薄切成梳形。

❹器皿中放入①，鋪上②，周圍用③裝飾，混合A後淋在其上。

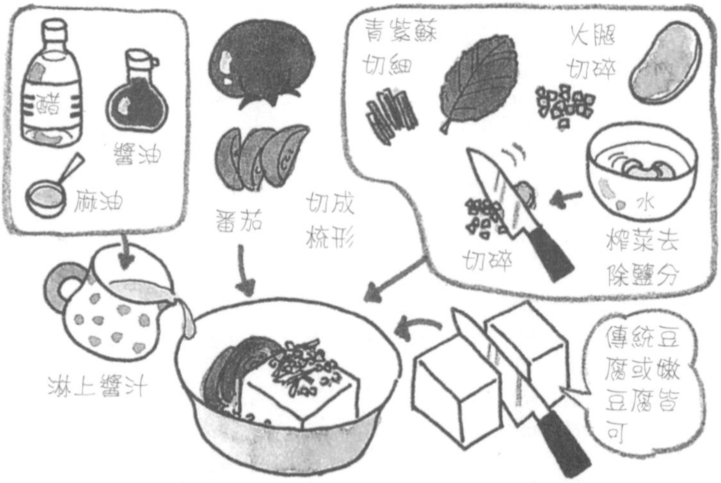

也可以搭配毛豆、叉燒肉、乾魩仔魚、蝦米等

味噌煮油豆腐

★利用油豆腐健康的增量，減少豬肉的使用量

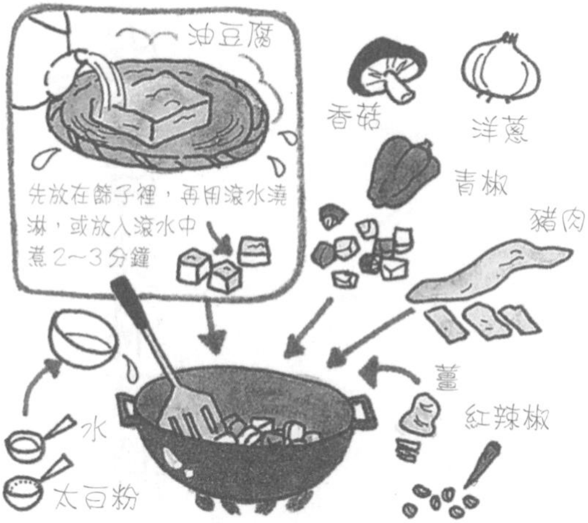

像油豆腐等油炸大豆製品，要先去除油分。

〈材料・4人份〉油豆腐2塊　薄片豬瘦肉100公克　太白粉½小匙　洋蔥½個　香菇4朵　青椒1個　薑½片　紅辣椒1根　油2大匙　A（紅味噌1½大匙　醬油1½大匙　酒1大匙　砂糖1小匙）　B（太白粉½小匙　水1小匙）

〈作法〉❶油豆腐去除油分，切成1.5公分正方形。

❷豬肉切成1口大小，沾上太白粉。

❸洋蔥、香菇、青椒各切成1.5公分正方形。

❹薑切碎。紅辣椒去籽，切成圓形。

❺鍋中熱油，依序放入④、②、③、①拌炒，加入A煮2～3分鐘，用B勾芡即可。

★豆皮捲豆芽

豆皮捲豆芽淋麻醬

搭配香氣四溢的麻醬

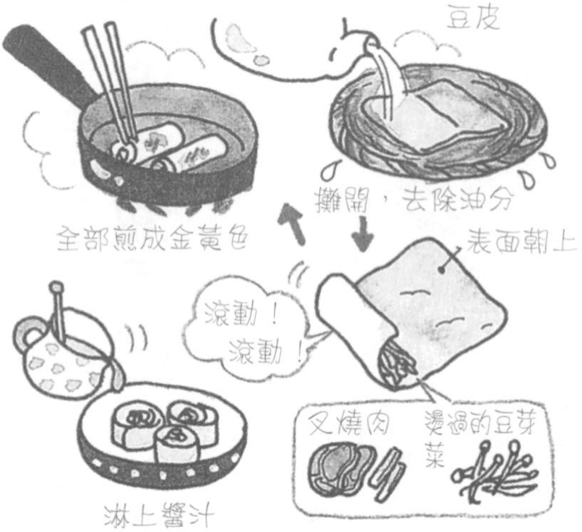
豆皮
攤開，去除油分
表面朝上
全部煎成金黃色
滾動！
滾動！
叉燒肉
燙過的豆芽菜
淋上醬汁

攤開的豆皮鋪上食材，煎出美麗顏色，淋上麻醬。

〈材料・4人份〉豆皮4張　豆芽菜300g　叉燒肉60g　A（麵粉1大匙　水1大匙）　麻油1大匙　B（白芝麻醬2大匙　醬油1½大匙　醋1½大匙　麻油½小匙　辣油½小匙　蔥末1大匙　花椒粉少許）

〈作法〉❶豆皮攤開，用滾水澆淋，去除油分，瀝乾水分。

❷豆芽菜煮2分鐘，放在篩子裡，冷卻後鋪在紗布上，輕輕擠乾水分。

❸叉燒肉切細，與②混合。❹①的表面朝上攤開，將③的¼量放在面前捲起，把A當成漿糊黏住豆皮捲。相同的豆皮捲做4條。

❺鍋中熱麻油，放入④，一邊滾動一邊煎成金黃色。

❻將⑤切成易吃的大小，淋上B的醬汁。

★凍豆腐營養高，容易吸收煮汁，
味道宜淡些

凍豆腐綴蛋

〈材料・4人份〉凍豆腐2塊　胡蘿蔔80公克　乾香菇2朵　鴨兒芹20公克　油1大匙　高湯1杯　A（酒1大匙　砂糖2½大匙　鹽½小匙）　醬油1大匙　蛋2個

〈作法〉❶凍豆腐泡軟，對半縱切，再橫切成3毫米寬。

❷胡蘿蔔切成4公分長的短條狀。乾香菇泡脹，切細。

❸鴨兒芹切成4公分長。

❹鍋中熱油炒②，加入①、高湯煮5分鐘，加入A煮8～10分鐘，再加醬油煮5分鐘。

❺將③撒在④中，蛋汁朝中心倒入，加蓋燜1分鐘即可。

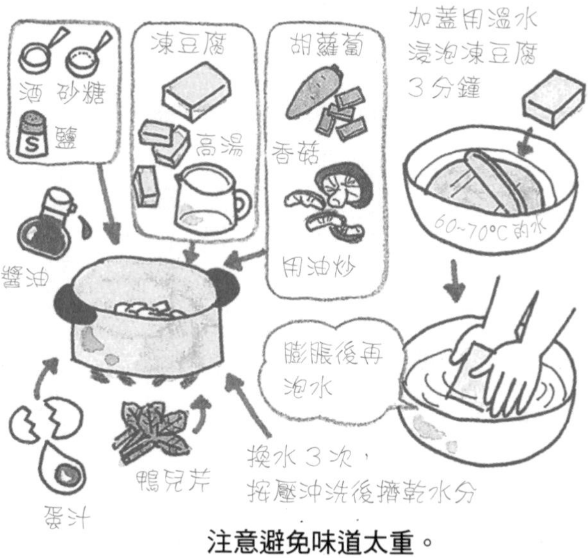
加蓋用溫水
浸泡凍豆腐
3分鐘
60~70°C的水
膨脹後再
泡水
換水3次，
按壓沖洗後擠乾水分
凍豆腐
高湯
胡蘿蔔
香菇
用油炒
酒
砂糖
鹽
醬油
鴨兒芹
蛋汁

注意避免味道太重。

炸山藥納豆

★納豆含有豐富的維他命B群，能夠創造體力

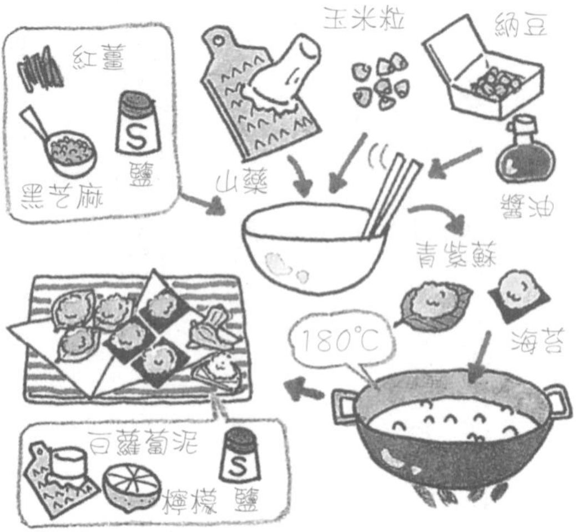

將能產生活力的油炸菜，做成清爽口味來吃。

〈材料・4人份〉納豆100g 醬油½小匙 冷凍玉米粒3大匙 山藥200g A（紅薑泥1大匙 黑芝麻1大匙 鹽少許） 海苔1⅓張 青紫蘇12片 小青椒8根 炸油適量 B（白蘿蔔泥200g 檸檬汁、鹽各少許） 檸檬½個

〈作法〉❶納豆與醬油混合。
❷玉米粒用滾水燙過，去除水分。
❸山藥擦碎成泥，與A、①、②混合。
❹海苔共剪成12片正方形。青紫蘇洗淨，去除水分。❺小青椒用菜刀劃幾道。
❻炸油加熱到150度，炸⑤。❼炸油加熱到180度，在④的海苔與青紫蘇上鋪上③炸。
❽器皿中放入⑥、⑦，擺上切成半月形的檸檬，再將混合B的白蘿蔔泥鋪在其上。

牛奶、乳製品類

每天喝1杯牛奶補充鈣質

積極納入料理中，補充容易缺乏的鈣質

雖然現在堪稱是飽食時代，但是鈣仍然是國人極端缺乏的營養素。

牛奶、乳酪、優格等乳製品，含有豐富且容易吸收的鈣，同時也含有優質蛋白質，以及均衡的礦物質與維他命類。

除了直接食用外，也可以納入料理中，保持營養均衡。

不過，這些營養豐富的食品攝取太多，會導致營養過剩。大人1天只要攝取200毫升的牛奶即可。

攝取乳製品時，要避免加入砂糖的咖啡口味、水果口味的調味乳，或是高脂肪的鮮奶、冰淇淋等。

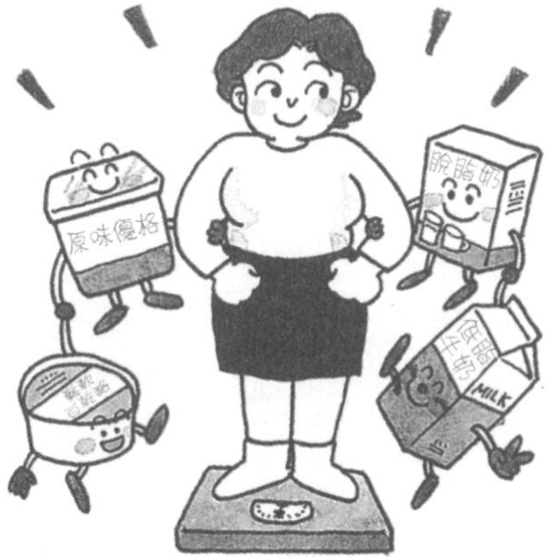

減肥中或肥胖的人，可以攝取低脂牛奶、脫脂奶或鬆軟白乾酪等。

★夏天冷食、冬天熱食
都是一道好料理

牛奶豆腐

〈材料．4人份〉牛奶1杯　A（鹽⅓小匙　酒2小匙）　蛋白200g（約7個份）　綠蘆筍8根　鹽少許　B（高湯1杯　鹽⅕小匙　醬油5～6滴　料酒½小匙）　薑汁少許

〈作法〉❶牛奶在鍋中加熱（50度以下），加入A，冷卻。

❷蛋白打散混合①，過濾。

❸蒸器中先放入2根免洗筷，鋪上模型，倒入②，用大火蒸2分鐘，稍微移開蓋子，用小火蒸15分鐘。

❹綠蘆筍切4～5公分長，用鹽水燙過。

❺鍋中放入B煮滾，加入④。

❻③從模型中倒出，切成4塊，淋上⑤，撒上薑汁。

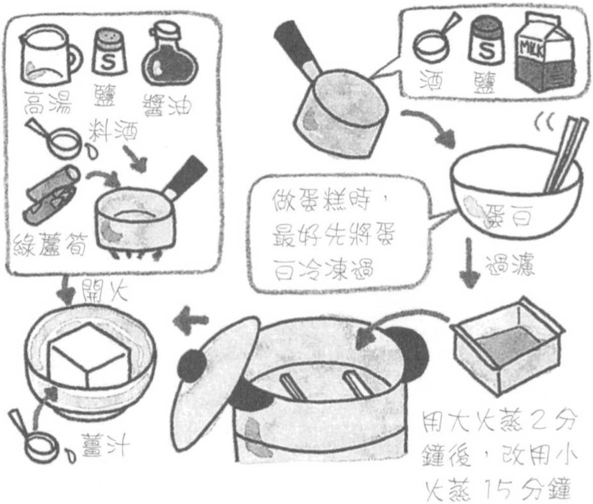
酒
鹽
MILK
蛋白
做蛋糕時，
最好先將蛋
白冷凍過
過濾
用大火蒸2分
鐘後，改用小
火蒸15分鐘
高湯
鹽
醬油
料酒
綠蘆筍
關火
薑汁

用蛋白代替4個全蛋、用牛奶代替高湯，可以做成蛋豆腐。

烤乳酪茄子

★巧妙利用加工乾酪與鬆軟白乾酪的鹽分

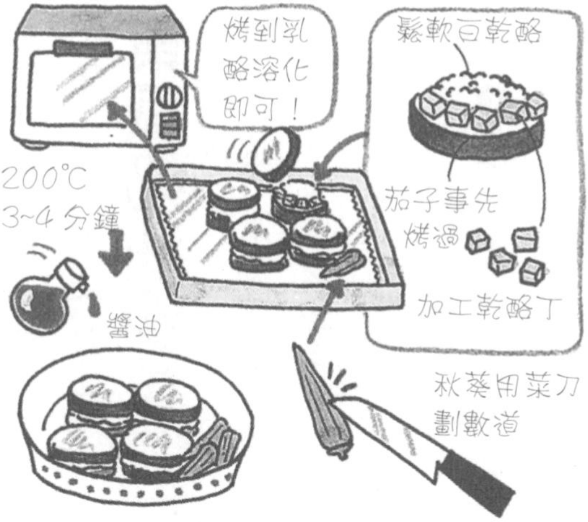
烤到乳酪溶化即可！
鬆軟白乾酪
200℃
3~4分鐘
茄子事先烤過
加工乾酪丁
醬油
秋葵用菜刀劃數道

用烤箱烤或用煎鍋加蓋來煎。

〈材料．4人份〉茄子2條　秋葵8個　加工乾酪（6毫米厚）4片　鬆軟白乾酪2大匙　油2大匙　醬油少許

〈作法〉❶茄子全部切成8個圓片，泡水10分鐘去除澀液，放在紗布上按壓去除水分。

❷秋葵用菜刀劃數道，燙出美麗的顏色。

❸加工乾酪切丁。

❹鍋中熱½量的油，放入①的4片，略煎。剩下的也以相同方式煎。

❺烤盤上鋪鋁箔紙，放上④，用180度的烤箱烤5～6分鐘。

❻⑤的4片鋪上鬆軟白乾酪，周圍擺上③，再鋪上剩下的⑤，②也擺在旁邊，用200度的烤箱烤3～4分鐘。

❼⑥的茄子盛盤，添上秋葵，淋上醬油。

★利用帶酸味的奶油醬汁
讓一般沙拉更具風味

小黃瓜奶油沙拉

〈材料・4人份〉小黃瓜3根　鹽½小匙　萵苣2～4片　A（酸奶油3大匙　鮮奶油1大匙　芥末1小匙　檸檬汁2小匙　鹽、胡椒各少許）　荷蘭芹末2小匙

〈作法〉❶小黃瓜切圓片，撒鹽，擱置片刻後略微搓揉，泡水，放在篩子裡去除水分。
❷萵苣撕成1口大小。
❸大碗中放入A的材料，略微混合。
❹輕輕擠乾①的水分，用③涼拌，用鹽調味，加入荷蘭芹末。
❺器皿中鋪上②，盛上④。

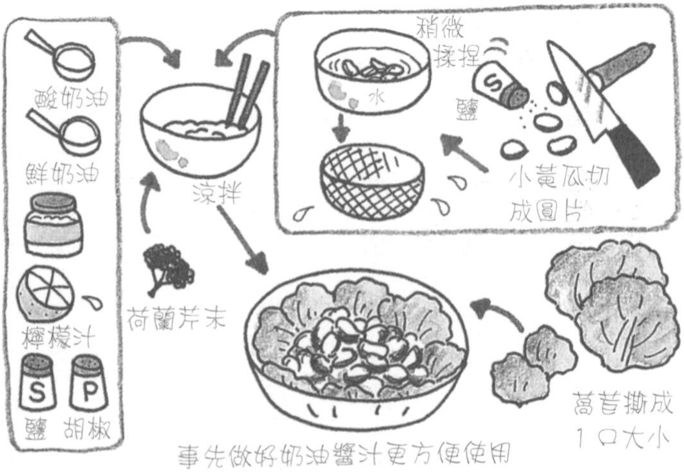
酸奶油
鮮奶油
檸檬汁
鹽
胡椒
荷蘭芹末
涼拌
稍微揉捏
水
鹽
小黃瓜切成圓片
萵苣撕成1口大小
事先做好奶油醬汁更方便使用

也可以搭配熟綠蘆筍或花椰菜來吃。

★口感佳的花椰菜

適合做成奶油口味料理

奶油煮花椰菜

〈材料・4人份〉花椰菜300公克　薄片檸檬1片　冷凍玉米粒1杯　油1大匙　A（煉乳½杯　高湯1杯　鹽¾小匙）　B（太白粉1大匙　水2大匙）　荷蘭芹末少許

〈作法〉❶花椰菜分爲小株，用加入薄片檸檬的滾水燙4～5分鐘，放在篩子裡去除水分。

❷玉米粒用滾水燙過、解凍，放在篩子裡瀝乾水分。

❸鍋中熱油，放入①、②拌炒，避免炒焦。加入A，煮滾後，改用小火煮1～2分鐘，用B勾芡，熄火。

❹盛盤，撒上荷蘭芹末。

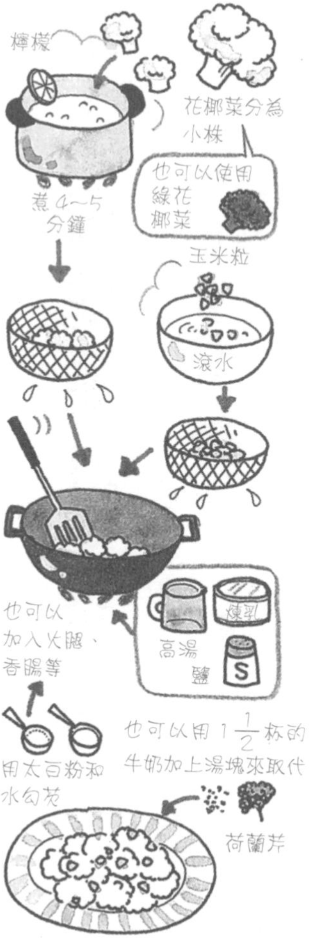

檸檬
花椰菜分為小株
也可以使用綠花椰菜
煮4～5分鐘
玉米粒
滾水
煉乳
高湯
鹽
也可以加入火腿、香腸等
用太白粉和水勾芡
也可以用1½杯的牛奶加上湯塊來取代
荷蘭芹

可以用喜歡的東西來替代。

蛋類

每天吃1個蛋能夠提升飲食品質

輕鬆活用蛋，能夠品嚐到美味營養的料理

有「完美食品」之稱的蛋，雖然缺少維他命C與纖維質，但卻均衡的含有其他人體必需營養素。自從膽固醇的問題被提出後，人們開始對蛋敬而遠之，這是矯枉過正的做法。

每天吃1個蛋，能夠提升飲食品質。利用範圍廣泛，除了補充每天的營養外，也可以維持體力、消除疲勞、防止老化。在美容上，只要與蔬菜併用，就可以彌補蛋不足的部分。

除非醫師特別交代，否則1天吃1～2個蛋也不必擔心膽固醇的問題。如果還是不放心，那麼光是利用蛋白也可以。

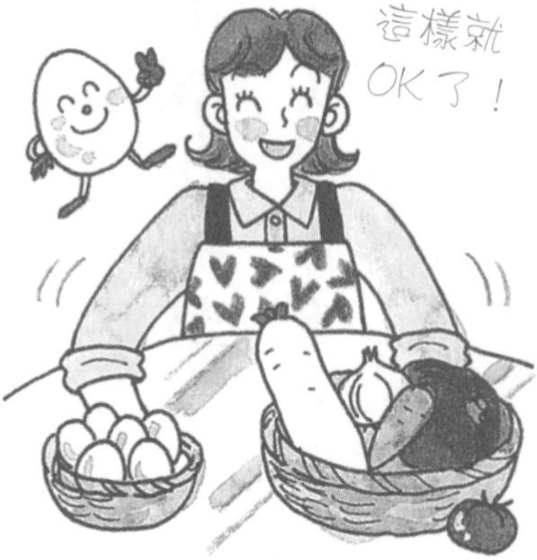

蛋加上蔬菜能夠補足不完美的部分。

★生蛋黃搭配糖醋醬
能夠讓你吃到美食

糖醋蛋

〈材料・4人份〉蛋4個　油1½大匙　A（醬油4小匙　砂糖2小匙　醋2小匙）

〈作法〉❶每個蛋都打入小碗中。

❷鍋中熱油1大匙，將①的1個蛋小心放入，鍋稍微保持傾斜，讓蛋黃滑到面前，待蛋白周圍半熟時，再將蛋對摺，輕壓接縫處，翻面後即取出。加入少許油，以相同方式煎剩下的蛋。

❸將②的煎蛋再倒回鍋中，加入A沾滿材料即可。

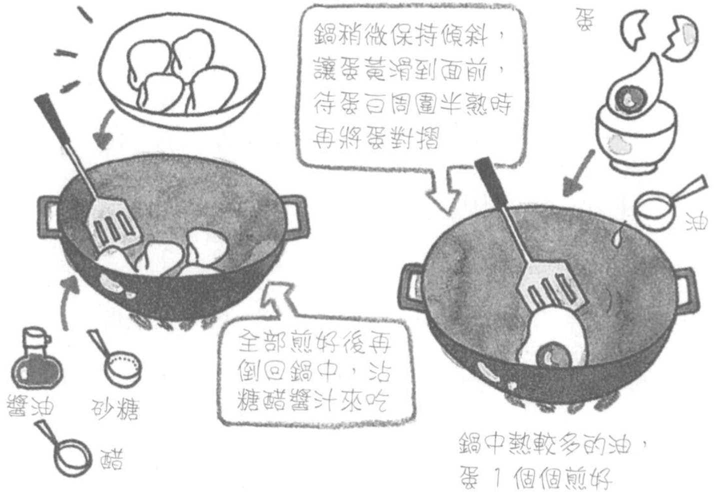
鍋稍微保持傾斜，
讓蛋黃滑到面前，
待蛋白周圍半熟時
再將蛋對摺
蛋
油
全部煎好後再
倒回鍋中，沾
糖醋醬汁來吃
醬油
砂糖
醋
鍋中熱較多的油，
蛋1個個煎好

蛋黃與蛋白煎的程度要適可而止。

芙蓉蛋

★口味清淡的醬汁淋煎蛋 別具風味

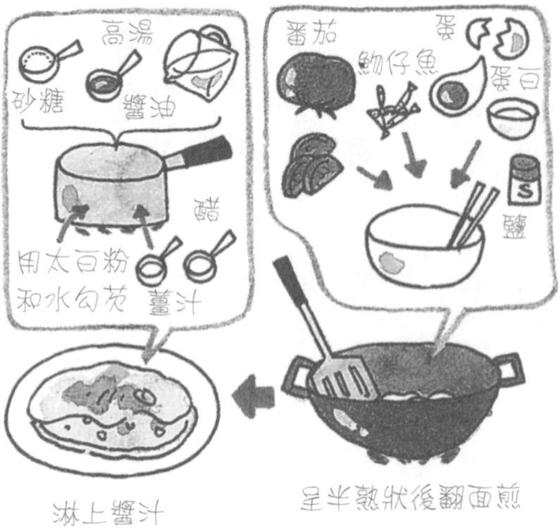

可利用熟銀魚代替魩仔魚，也可加入熟雞胸肉、叉燒肉、火腿等。

〈材料・4人份〉魩仔魚40公克　番茄120公克　蛋4個　蛋白2個份　鹽1小撮　油2大匙　A（高湯¾杯　醬油1大匙　砂糖2小匙）　B（太白粉2小匙　水4小匙）　C（薑汁½小匙　醋2小匙）

〈作法〉❶魩仔魚用滾水澆淋後，冷卻擱置待用。

❷番茄去蒂，用滾水燙過，去皮，切成薄的半月形。

❸蛋打散在大碗中，讓蛋白與鹽混合，加入①、②。

❹鍋中熱油，倒入③略微混合。呈半熟狀後改用小火調整成圓形。翻面再煎，盛盤。

❺在④中倒入A煮沸，用B勾芡，加入C。

❻④的蛋淋上⑤的醬汁。

★1個蛋加入多種食材
就能變出豐富的料理

中式烤蛋

〈材料・4人份〉薄片豬瘦肉60公克　香菇4朵　熟筍20公克　油1大匙　A（酒2小匙　醬油2小匙　砂糖1小匙　鹽⅕小匙）　蛋4個　高湯5大匙　蒜苔1把　B（醬油少許　酒少許）

〈作法〉❶豬肉切絲。

❷香菇去蒂，切絲。熟筍切絲5公分長。

❸鍋中熱油炒①，肉變色後加入②拌炒，用A調味，鋪在器皿中冷卻。

❹蛋放入大碗中打散，加入高湯、③混合，倒入薄薄塗上一層油的模型中。

❺將④擺在烤盤上，放入加熱到170度的烤箱中烤20～25分鐘。

❻蒜苔切成5公分長，煮過，撒上B混合。

❼⑤切好後盛盤，添上⑥。

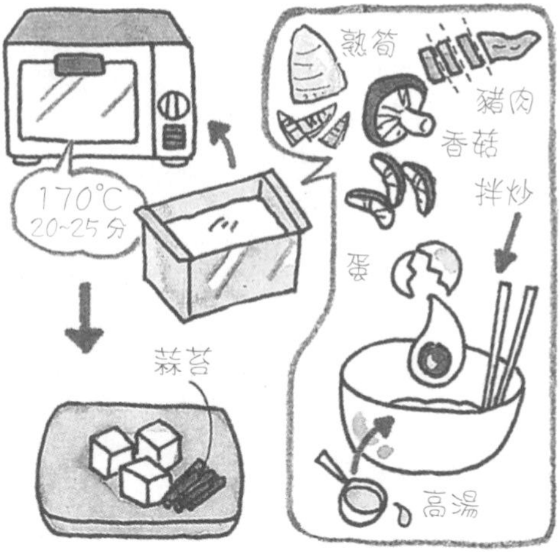

蛋汁倒入鍋中加蓋，或鋪在鐵網上，用小火慢慢烤。

★★加入現成蔬菜能補充蛋所缺乏的維他命C與纖維

西班牙煎蛋捲

〈材料・4人份〉洋蔥½個　青椒1個　熟透番茄½個　馬鈴薯1個　奶油1大匙　A（鹽¼小匙　胡椒、荳蔻各少許）　蛋4個　B（鹽⅕小匙　胡椒少許）　油1大匙　荷蘭芹末少許

〈作法〉❶洋蔥、青椒切成5mm正方形。番茄去皮、籽與水分，切成8mm正方形。馬鈴薯切成8mm正方形，煮5分鐘後撈起瀝乾。

❷用奶油依序炒①的洋蔥、青椒、番茄、馬鈴薯，撒上A。

❸蛋放入大碗中打散，混合B與②。

❹鍋中熱油，倒入③略微混合，呈半熟狀後上下對調，背面也要煎。

❺盛入器皿中，撒上荷蘭芥末。

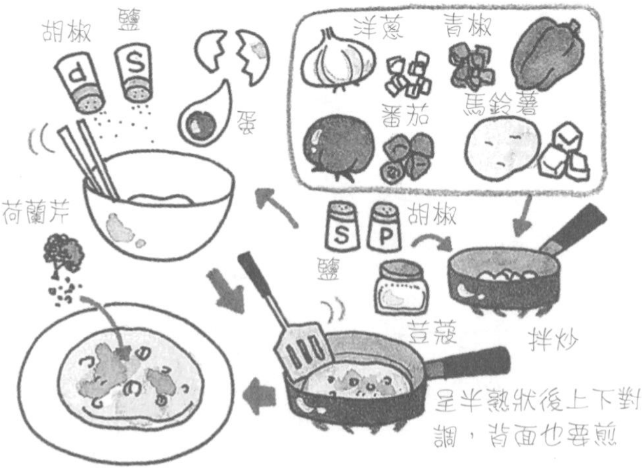

蛋翻面時，可先將呈半熟狀的蛋盛盤，再將煎鍋蓋在盤上翻過來。

蒸蛋

★蛋加牛奶營養滿分，可用大碗蒸出4人份

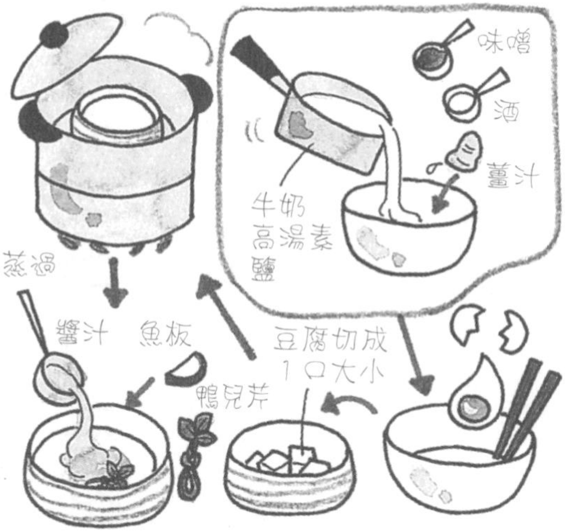

能夠充分攝取到蛋白質與鈣質。

〈材料・4人份〉A（牛奶1½杯　高湯素少許　鹽少許）　B（味噌1½大匙　酒1大匙　薑汁少許）　蛋3個　嫩豆腐½塊　C（高湯⅔杯　酒2小匙　鹽⅙小匙　砂糖⅙小匙　淡味醬油1小匙　太白粉1小匙）　薄片魚板4片　鴨兒芹8根

〈作法〉❶混合A放入鍋中，煮溶後冷卻。❷大碗中放入B，調勻後與①混合。❸蛋打散，加入②。❹豆腐去除水分後，切成1口大小，放入大碗中，倒入③。❺蒸器中放入④，用大火蒸2分鐘後，改用小火蒸20～25分鐘。❻鍋中放C，一邊混合一邊煮滾。❼⑤鋪上魚板，在每2根打結的鴨兒芹上澆淋⑥的醬汁。

蔬菜類

一天300公克中有三分之一是綠黃色蔬菜

每天攝取綠黃色蔬菜100公克、淡色蔬菜200公克

蔬菜能夠提供珍貴的維他命、礦物質與食物纖維。

長期蔬菜攝取量不足，容易引起成人病，損害健康。

尤其經常在外用餐的人，更要注意。

蔬菜與水果不同，即使攝取再多，也不會出現熱量過剩的問題。每天至少要攝取300公克。採用炒、煮方式，就能夠攝取到豐富的蔬菜。

蔬菜包括維他命C供給來源的淡色蔬菜，以及胡蘿蔔素（在體內會變成維他命A）供給來源的綠黃色蔬菜。綠黃色蔬菜比淡色蔬菜含有更豐富的維他命C與礦物質。

每天攝取的蔬菜中，綠黃色蔬菜至少要佔三分之一。

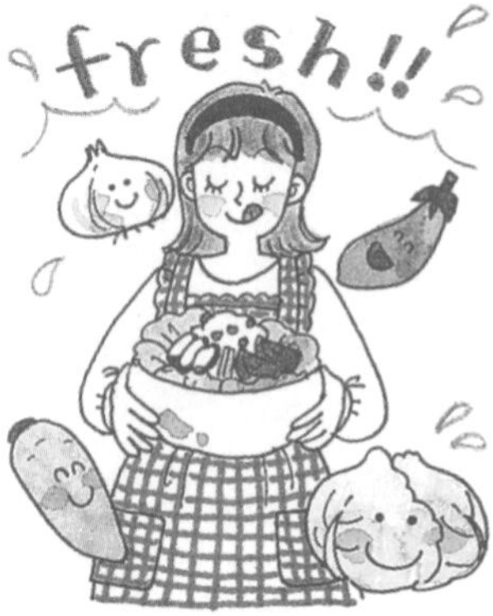

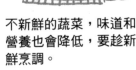

不新鮮的蔬菜，味道和營養也會降低，要趁新鮮烹調。

★入口即化的白菜很好吃，
要避免口味太重

煮白菜

〈材料・4人份〉白菜600公克　胡蘿蔔40公克　水煮鮭魚罐頭（內容物100公克）1罐　油豆腐1塊　油1大匙　高湯1杯　酒1大匙　鹽¾小匙　醬油2小匙

〈作法〉❶白菜縱切出3～4公分寬的切痕，再切成8～10公分長。

❷胡蘿蔔切成短條狀。

❸鮭魚去皮，略微撥開，罐頭汁留下備用。

❹油豆腐用滾水澆淋去除油分，對半縱切後再橫切成6～7毫米寬。

❺鍋中熱油炒①、②。

❻將⑤移入鍋中，加上高湯開火煮。煮滾後加入③（罐頭汁也要倒入）、④、酒、½量的鹽，煮10分鐘後，再加入剩下的鹽、醬油，用小火煮20分鐘。

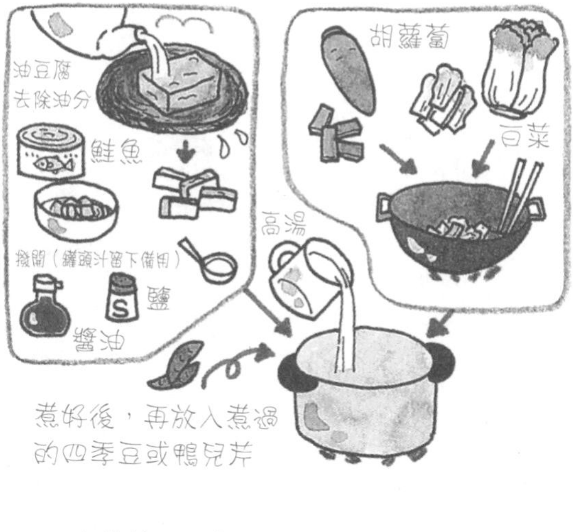
胡蘿蔔
白菜
油豆腐
去除油分
鮭魚
撥開（罐頭汁留下備用）
鹽
醬油
高湯
煮好後，再放入煮過
的四季豆或鴨兒芹

煮軟後，1人可吃下150公克的白菜！

★白蘿蔔的營養與干貝的鮮味
溶入煮汁中

白蘿蔔煮干貝

〈材料・4人份〉白蘿蔔500公克　干貝4個　高湯1½杯　A（酒1大匙　鹽⅔小匙　砂糖⅓小匙）　B（太白粉1小匙　水2小匙）

〈作法〉❶白蘿蔔切成2公分的正方形。

❷干貝浸泡在½杯的滾水中1小時，略微撥散。

❸鍋中放入①、②、高湯，開火煮滾後，改用小火煮30分鐘，直到白蘿蔔變透明爲止。

❹③中加入A再煮30分鐘，用B勾芡，連同煮汁一起盛入器皿中。

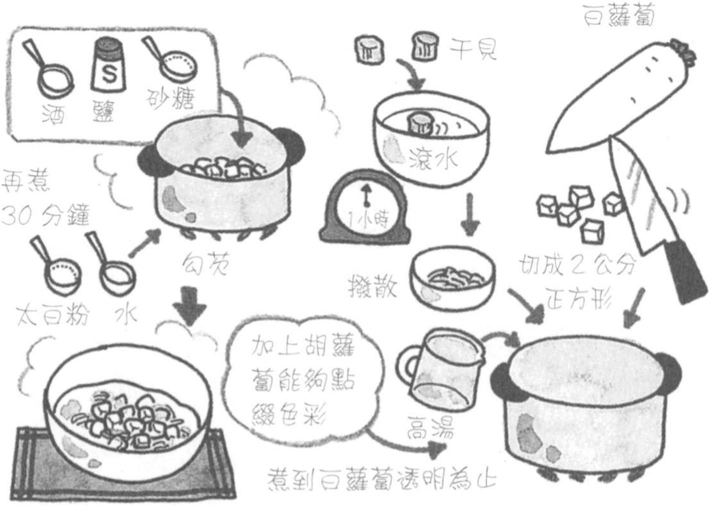

利用干貝的鮮味做出淡味料理。

★清淡口味的白蘿蔔豆腐
是受人歡迎的家常菜

雪花煮白蘿蔔

〈材料‧4人份〉白蘿蔔400公克　小乾白魚⅓杯　高湯1杯　傳統豆腐1塊　油1大匙　A（酒1大匙　醬油1大匙　砂糖2小匙　鹽½小匙）　鴨兒芹20公克

〈作法〉❶白蘿蔔切成5公分長的細絲。

❷小乾白魚用滾水澆淋，浸泡在高湯中備用。

❸豆腐切丁煮1分鐘，用紗布去除水分。

❹用油炒①，放入②、A，加蓋用小火煮15分鐘後，加入③慢慢燉煮，撒上切成4公分長的鴨兒芹。

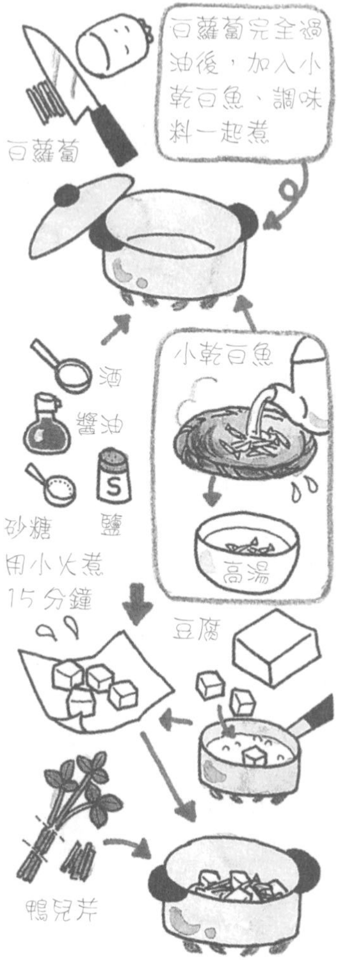
白蘿蔔完全過油後，加入小乾白魚、調味料一起煮
白蘿蔔
小乾白魚
高湯
酒
醬油
砂糖
鹽
用小火煮15分鐘
豆腐
鴨兒芹

也可以用櫻蝦或蝦米取代小乾白魚。

★低熱量食品，

減肥中的人也可以吃得安心

醋拌香菇蕪菁

〈材料・4人份〉蕪菁4個（160g）　蕪菁葉100g　香菇6朵　柚子¼個　A（醋2大匙　鹽½小匙　砂糖1小匙　醬油1小匙）

〈作法〉❶蕪菁對半縱切，再縱切成4毫米厚，用滾水煮3分鐘。

❷蕪菁葉煮3～4分鐘，去除水分，切成4公分長。

❸香菇去蒂，用鋁箔紙包住，放在烤架上烤6～7分鐘，切細。

❹柚子皮切碎，柚子擠汁。

❺A與④的汁混合，拌①、②、③。

❻器皿中盛入⑤，鋪上柚子皮。

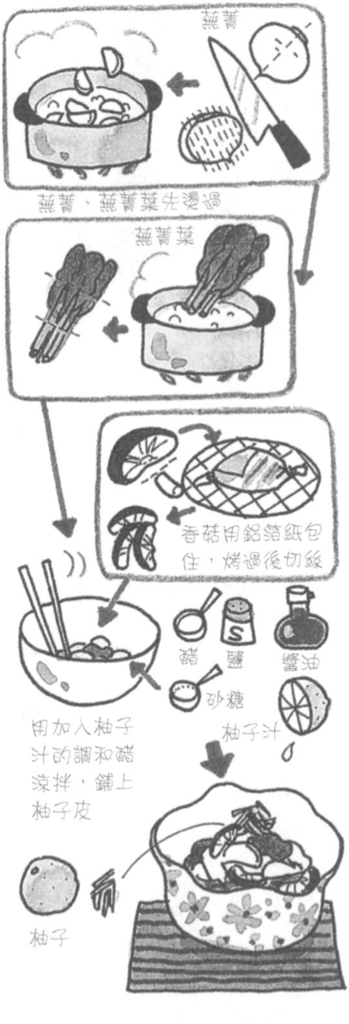
蕪菁
蕪菁、蕪菁葉先燙過
蕪菁葉
香菇用鋁箔紙包住，烤過後切絲
醋
鹽
醬油
砂糖
柚子汁
用加入柚子汁的調和醋涼拌，鋪上柚子皮
柚子

利用柚子的香味增添風味。

★利用煮的方式
可以攝取到大量蔬菜

高麗菜千層煮

〈材料・4人份〉高麗菜500公克　A（鹽½小匙　胡椒少許）　洋蔥60公克　胡蘿蔔30公克　B（豬牛絞肉100公克　麵粉2大匙　牛奶2大匙　鹽、胡椒各少許　蛋白⅓個份）　油少許　C（水1杯　湯塊½個　鹽¼小匙　胡椒少許）

〈作法〉❶高麗菜煮2～3分鐘，厚軸切成薄片，撒上A。

❷洋蔥切碎。胡蘿蔔切成2公分長的細絲。

❸B混合，加入②。

❹鍋（直徑18～20公分）底薄薄塗上一層油。將①的⅓量鋪在鍋底，平鋪½量的③，上面鋪⅓量的①，再依序鋪上剩下的③，然後鋪上最後剩下的①。

❺另一個鍋中放入C，加熱。

❻將⑤倒入④中，蓋上小鍋蓋，再加上大鍋蓋，煮滾後改用小火煮25～30分鐘。

❼將⑥盛入器皿中，切成易吃的大小。

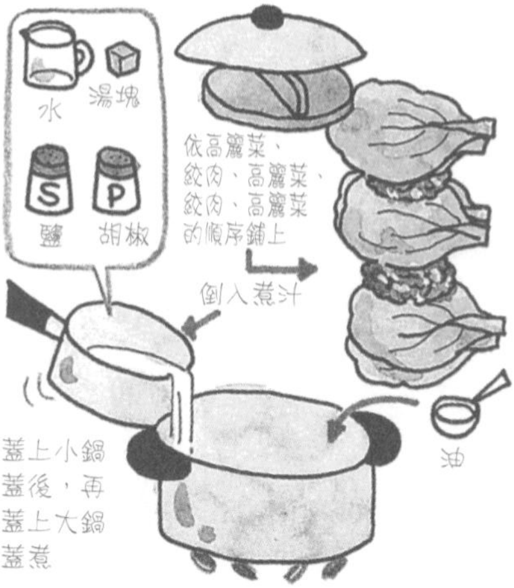
水
湯塊
S
P
鹽
胡椒
依高麗菜、絞肉、高麗菜、絞肉、高麗菜的順序鋪上
倒入煮汁
油
蓋上小鍋蓋後，再蓋上大鍋蓋煮

能夠攝取到大量蔬菜的料理。

★利用現成蔬菜即可，1人份準備100公克

糖醋蔬菜

〈材料．4人份〉高麗菜150公克　小黃瓜1根　胡蘿蔔40公克　西洋芹1根　蕪菁2個　鹽1小匙　紅辣椒1根　油1大匙　A（砂糖3大匙　醋2½大匙）

〈作法〉❶高麗菜切成4公分正方形。小黃瓜切成5公分長，每段再交叉切成4小塊。胡蘿蔔、西洋芹切成5公分的短條狀。蕪菁縱切成6～8塊。

❷大碗中放入①，加鹽，時時攪拌混合，擱置30分鐘後擠乾水分。

❸紅辣椒去籽，斜切成2段。

❹鍋中熱油，加入③、A煮滾，淋上②，冷卻後即可。

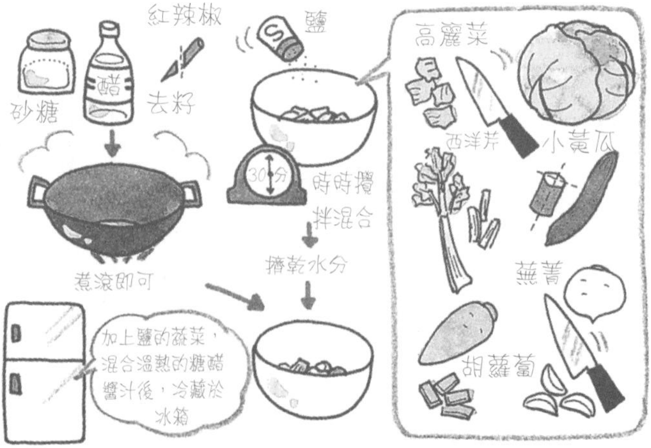

也可以加入白蘿蔔、白菜等喜歡的蔬菜。

涼拌青椒茄子

★蒸過後放入冰箱冷藏的中式涼拌菜口感極佳

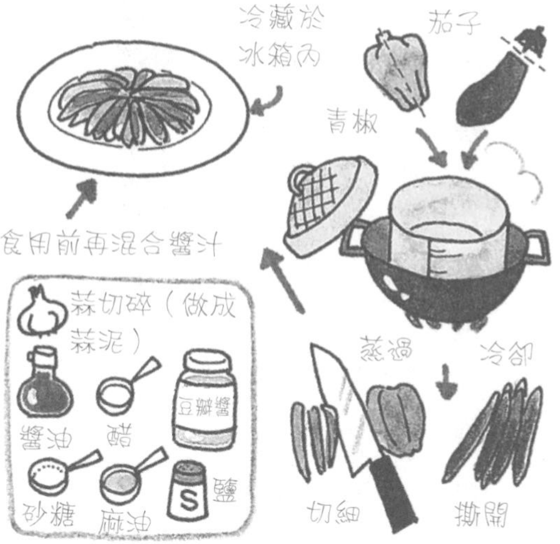

茄子、青椒蒸過後，以細長形狀盛盤。

〈材料・4人份〉茄子6條　青椒3個　A（蒜末或蒜泥1片份　醬油4小匙　醋2小匙　砂糖⅔小匙　鹽⅓小匙　麻油1小匙　豆瓣醬½小匙）

〈作法〉❶茄子去蒂。

❷青椒對半縱切，去籽和蒂。

❸蒸籠中放入①蒸10分鐘，加入②再蒸5～6分鐘，擱置冷卻。

❹③的茄子對半縱切，擠乾水分，撕開。

❺③的青椒切細。

❻器皿中鋪上④、⑤，放入冰箱內冷藏。

❼A的材料混合，食用前淋在⑥中，充分混合後再吃。

★添加花生能夠提高
胡蘿蔔素或鐵的吸收率

菠菜拌花生

〈材料‧4人份〉菠菜200公克　胡蘿蔔100公克　A（砂糖⅓小匙　醬油1小匙）　B（花生⅓杯　砂糖1⅓大匙　淡味醬油2小匙　鹽1小撮　高湯1～2大匙）

〈作法〉❶菠菜用滾水燙3分鐘，撈起，放在冷水中，擠乾水分，切成4公分長。
❷胡蘿蔔切成粗絲，用滾水煮5～6分鐘。
❸大碗中放入①、②、A混合，醃蔬菜。
❹B的花生去除薄膜，稍微切一下，再用研缽磨碎，加入剩下的B混合。
❺略微擠乾③的水分，用④涼拌。

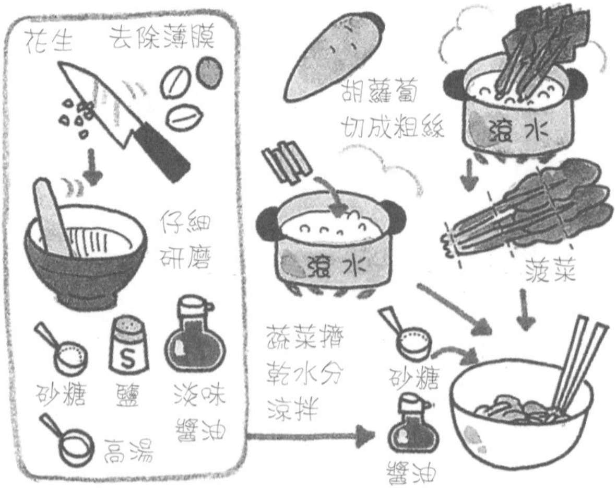
花生　去除薄膜
仔細研磨
砂糖
鹽
淡味醬油
高湯
胡蘿蔔切成粗絲
滾水
滾水
菠菜
蔬菜擠乾水分涼拌
砂糖
醬油

綠黃色蔬菜與油或堅果類一併攝取，提高胡蘿蔔素或鐵的吸收率。

★蔬菜是珍貴的胡蘿蔔素來源，
可當成主要素材大量使用

味噌煮四季豆

〈材料・4人份〉四季豆600公克　薄片豬脊背肉（無脂肪）100公克　酒1小匙　薑½片　油1大匙　高湯1杯　A（味噌3大匙　砂糖2大匙　酒1大匙　醬油1小匙）　七味辣椒粉少許

〈作法〉❶四季豆去筋，較長者切成2段。

❷豬肉切成1口大小，淋上酒。

❸薑切成薄片。

❹鍋中熱油，爆香③，加入②拌炒，直到肉變色後，加入①炒2分鐘，加入高湯，蓋上蓋子煮5分鐘，用A調味後再煮25分鐘。

❺拿掉蓋子，用大火將汁收乾，全部入味後盛盤，撒上七味辣椒粉。

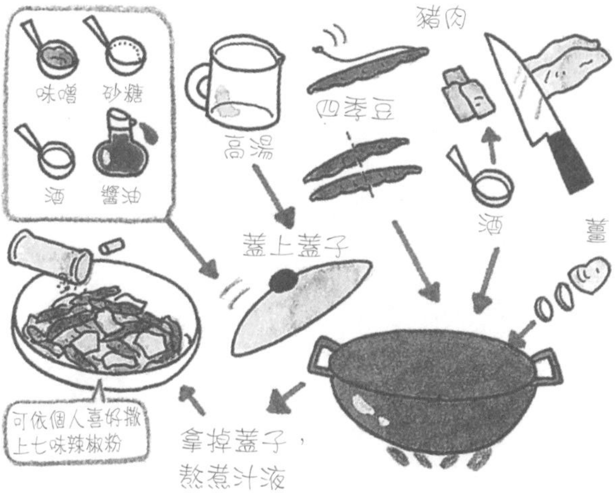
豬肉
四季豆
高湯
味噌
砂糖
酒
醬油
酒
薑
蓋上蓋子
拿掉蓋子，
熬煮汁液
可依個人喜好撒
上七味辣椒粉

直接炒煮，可以完整攝取到四季豆的營養！

★營養與味道都滿分，

使用低脂牛奶更健康

牛奶煮南瓜

〈材料・4人份〉南瓜600公克　A（牛奶2杯　砂糖3大匙　奶油2大匙　鹽⅓小匙）肉桂少許

〈作法〉❶南瓜縱切成4塊，用湯匙挖除籽及內容物，縱切成3公分寬後再橫切爲2～3塊，稍微削皮。

❷鍋中放入①、A，加蓋，開火煮滾後改用小火煮20分鐘，避免溢出。中途拿掉蓋子（牛奶膜可以取代蓋子的作用）繼續煮。

❸時時晃動鍋子，直到汁濃稠後盛盤，撒上肉桂。

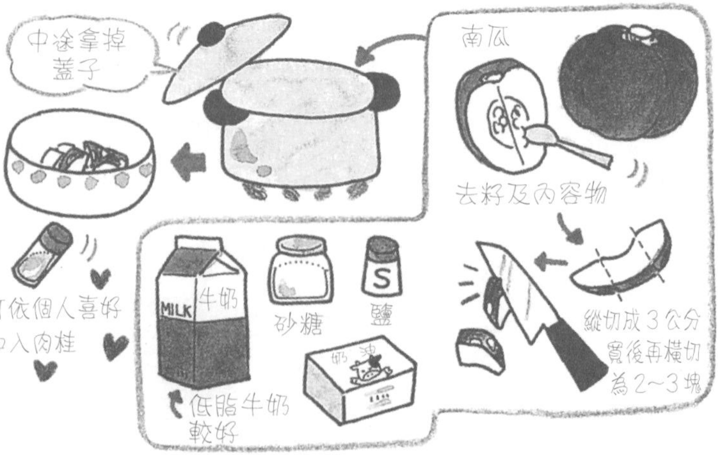

可用脫脂奶代替牛奶或使用豆漿，用甘藷代替南瓜也很美味。

★簡單就是好，最適合
食慾不振的夏天食用

番茄沙拉

〈材料・4人份〉熟透番茄4個　砂糖½小匙　洋蔥小1個　蒜1片　A（油2大匙　醋1大匙　鹽½小匙　胡椒少許）

〈作法〉❶番茄連皮切成1公分厚的圓形。

❷器皿中鋪上①，撒上砂糖，放在冰箱內充分冷藏。

❸小洋蔥切成薄圓片，泡水使其爽脆，瀝乾水分。

❹蒜用研缽磨碎，與A混合，用打蛋器充分攪拌。

❺用③裝飾②，淋上④。

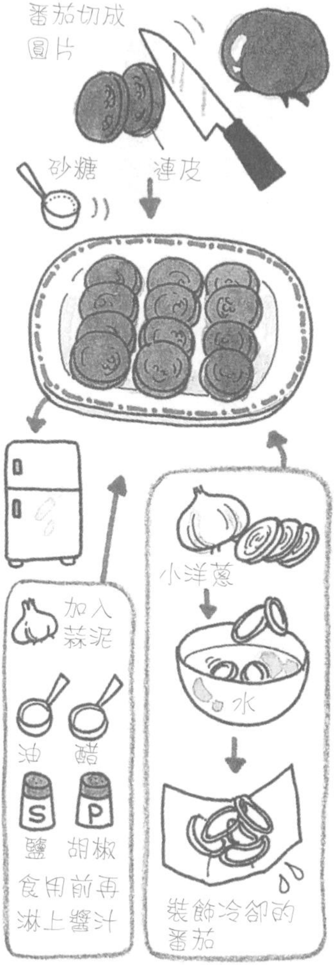

連器皿一起放入冰箱冷藏，食物口感更佳。

★使用醋

能控制鹽分的攝取量

醋炒煮蓮藕

〈材料・4人份〉蓮藕150g　胡蘿蔔50g　香菇4朵　麻油2小匙　A（醋1½大匙　酒1大匙　砂糖2小匙　鹽¼小匙　醬油2小匙）　熟白芝麻1大匙　柚子皮少許

〈作法〉❶蓮藕切成薄圓片或半月形，泡水後撈起瀝乾水分。

❷胡蘿蔔切成5公分長的細條狀。

❸香菇切細。

❹鍋中熱麻油，炒①、②、③，等蔬菜炒軟後，加入A迅速炒煮，撒上白芝麻或切細的柚子皮。

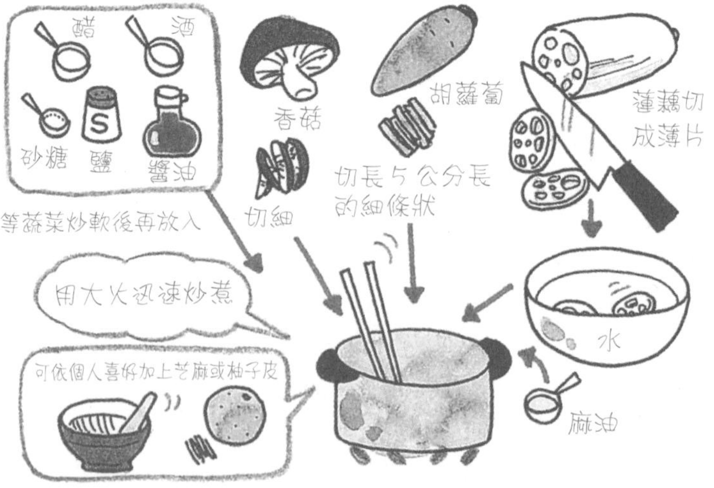

醋
酒
砂糖
S
鹽
醬油
等蔬菜炒軟後再放入
香菇
切細
胡蘿蔔
切長5公分長
的細條狀
蓮藕切
成薄片
用大火迅速炒煮
可依個人喜好加上芝麻或柚子皮
水
麻油

使用對身體很好的醋做成清爽料理。

蒟蒻、菇類、海草類

有助於減肥的健康食品

無熱量，含豐富的食物纖維，是減肥的好幫手

蒟蒻、菇類、海草等都是無熱量食品，吃得再多，也不用擔心肥胖。不僅是痛風，也是預防生活習慣病的元兇肥胖不可或缺的食物。

吃油炸食品時，需要調節總攝取熱量。活用上述食品，能夠豐富料理或緩和減肥時的飢餓感。

這些食品含有豐富的食物纖維。因爲能夠發揮預防生活習慣病的效果，所以近年來食物纖維備受注目。但是，過量攝取，會連同體內所需要的養分也一併排出。所以在攝取大量的蒟蒻、菇類、海草料理時，要補充容易缺乏的鈣等礦物質以及維他命類。

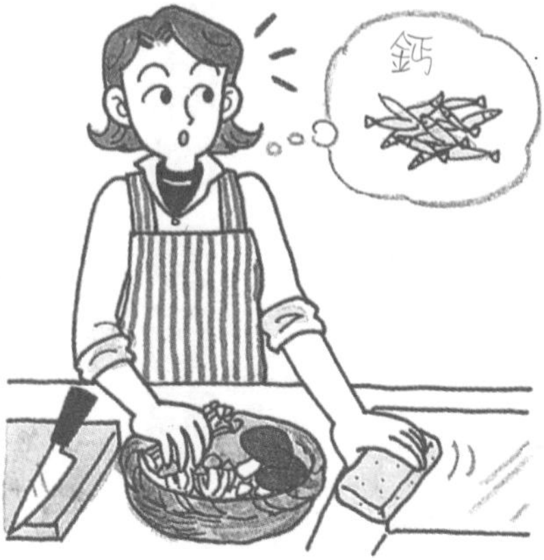

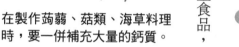

在製作蒟蒻、菇類、海草料理時，要一併補充大量的鈣質。

芝麻味噌煮蒟蒻

★香氣四溢的芝麻味噌是健康素材

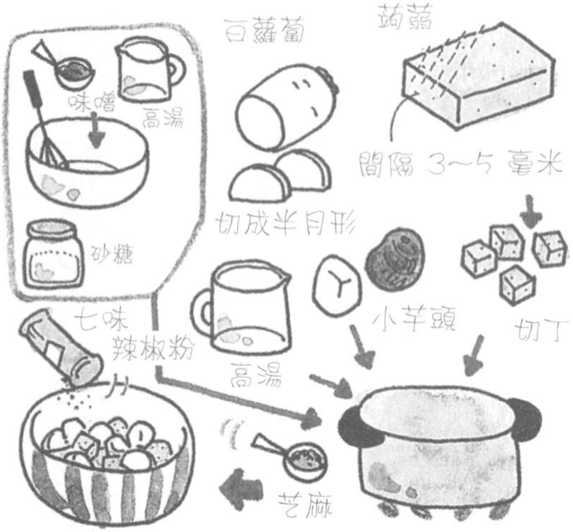

事先用油炒蒟蒻是美味可口的秘訣。

〈材料・4人份〉蒟蒻1塊　白蘿蔔300公克　小芋頭200公克　油1大匙　高湯1杯　A（味噌5大匙　高湯½杯）　砂糖5大匙　白芝麻粉3大匙　七味辣椒粉少許

〈作法〉❶蒟蒻間隔3～5毫米斜劃幾刀，兩面都要劃，切成1口大小的正方形。

❷白蘿蔔劃幾刀後，切成1～2公分厚的半月形。小芋頭去皮，較大者對半切開。

❸鍋中熱油炒①，全部過油後加入②再炒，加入高湯煮5分鐘。

❹混合A，充分調勻。

❺③中加入④與砂糖，用小火煮20分鐘，避免煮焦，加入芝麻繼續煮。

❻器皿中盛入⑤，撒上七味辣椒粉。

★低熱量，減肥中可以取代飯

辣味香菇蒟蒻麵

〈材料・4人份〉蒟蒻麵300公克　乾香菇5朵　豬瘦肉絞肉100公克　A（醬油1小匙　酒1小匙）　B（蔥5公分　薑⅓片　蒜1片）　油1大匙　豆瓣醬1小匙　高湯1½杯　C（醬油1½大匙　酒1大匙　砂糖½小匙）　醋1小匙

〈作法〉❶蒟蒻麵用滾水燙過，切成易吃的長度。乾香菇泡水，去蒂，切絲。

❷絞肉撒上A混合備用。

❸B的材料切碎。

❹鍋中熱油炒③、②，直到肉變色後，再加入①與豆瓣醬略炒。加入湯，煮滾後改用小火煮5～6分鐘，加入C，熬煮到汁收乾爲止，最後加入醋。

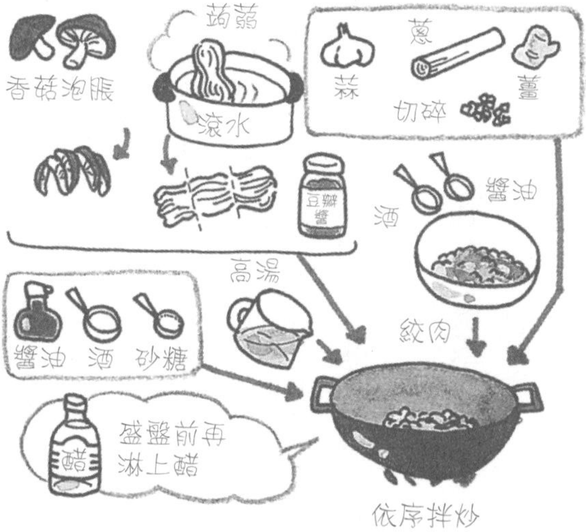

方便、美味的料理。

醋拌菇類

★冷藏4～5天都沒問題，可多做一些保存於冰箱內

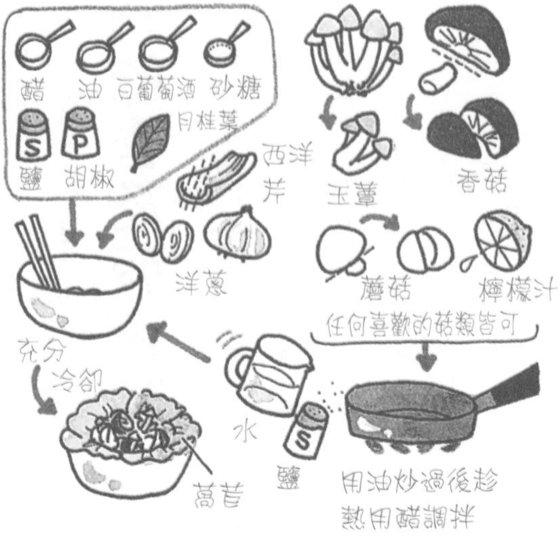

炒菇類的汁用來做湯也不錯。

〈材料・4人份〉香菇100公克　玉蕈100公克　蘑菇100公克　檸檬汁少許　洋蔥40公克　西洋芹1根　油¼大匙　A（水½杯　鹽¼小匙）　B（醋3大匙　油2大匙　白葡萄酒1大匙　砂糖¾小匙　鹽¾小匙　月桂葉1片　胡椒少許）　萵苣2片

〈作法〉❶香菇去蒂，切成2片。玉蕈去蒂，每2～3根分開。蘑菇去蒂，對半切，撒上檸檬汁。

❷洋蔥縱切成薄片。西洋芹斜切成薄片。

❸鍋中熱油炒①，加入A煮1分鐘，撈起後放在篩子裡。

❹B用打蛋器攪拌到白濁爲止，加入②與熱的③，冷藏於冰箱內1個小時以上。

❺萵苣略微撕開，與④一起盛盤。

★口味較重的乾貨料理做成清淡口味
即可控制鹽分

海帶煮甘藷

〈材料・4人份〉海帶條（乾貨）40公克　甘藷400公克　薄片牛瘦肉100公克　A（酒½小匙　醬油½小匙）　油1大匙　高湯2杯　B（酒1大匙　料酒1大匙　砂糖1大匙　鹽¾小匙）　醬油1大匙

〈作法〉❶海帶條浸泡在大量的水中20分鐘，泡脹後用水洗淨，較長時可切成易吃的長度。

❷甘藷連皮切成1.5公分厚的圓片，泡水後撈起去除水分。

❸牛肉切成1口大小，撒上A。

❹鍋中熱油炒③，加入①、②混合拌炒，加入高湯煮5分鐘。

❺④中加入B煮10分鐘，加入醬油後再煮10分鐘，使其入味。

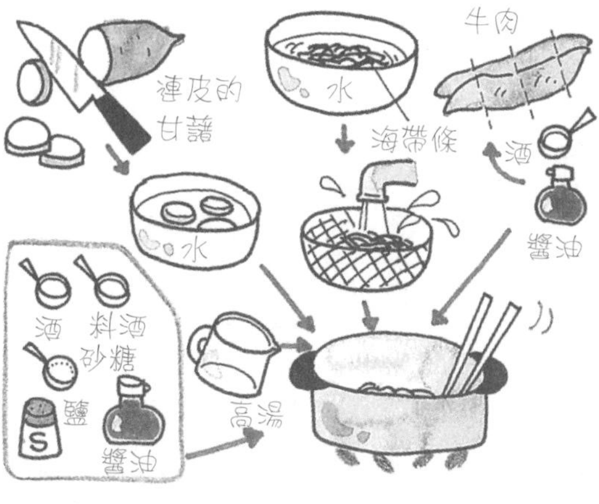

乾貨泡脹後的份量更方便調理。海帶條 40 公克泡脹後會變成 200 公克。

★超低熱量料理，可以盡情享用

醋拌海帶芽雞絲

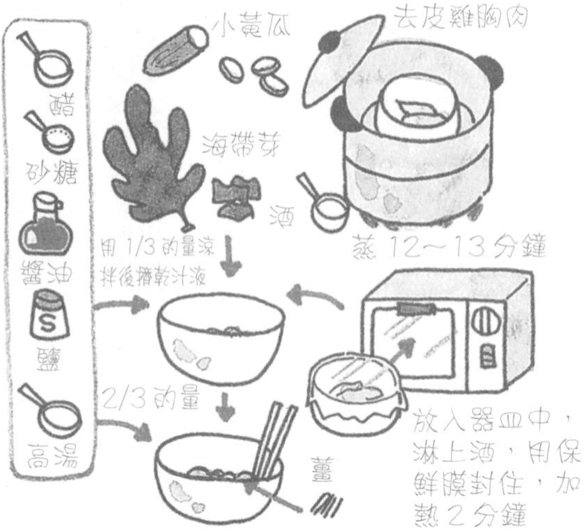
小黃瓜
去皮雞胸肉
醋
砂糖
海帶芽
酒
醬油
鹽
高湯
用1/3的量涼拌後擠乾汁液
蒸12～13分鐘
2/3的量
薑
放入器皿中，淋上酒，用保鮮膜封住，加熱2分鐘

利用微波爐可以簡單的製作蒸雞。

〈材料・4人份〉海帶芽（泡脹後）100公克　去皮雞胸肉2塊　酒1小匙　小黃瓜2根　鹽½小匙　薄片薑6片　A（醋2大匙　砂糖2小匙　醬油2小匙　鹽⅓小匙　高湯1大匙）

〈作法〉❶海帶芽泡脹，去筋，切成1口大小，用滾水略燙後使其冷卻。

❷去皮雞胸肉放入深碗中，撒上酒，用蒸器蒸12～13分鐘，冷卻後，撕成細絲。

❸小黃瓜切成小段，撒上鹽，軟了之後稍微搓揉一下，迅速用水洗淨，擠乾水分。

❹薑切絲，泡水。❺A的材料混合備用。

❻大碗中放入①、②、③、⅓量的⑤混合，入味後擠乾汁液。

❼⑥中放入④與剩下的⑤涼拌。

★利用夏橙清爽的酸味
做出味道獨特的羊栖菜料理

羊栖菜沙拉

〈材料・4人份〉羊栖菜（乾貨）20公克　夏橙1個　萵苣150公克　A（鹽⅙小匙　胡椒少許　調味汁1大匙）　B（美乃滋3大匙　醬油2小匙）　荷蘭芹末適量

〈作法〉❶羊栖菜用水略洗後，泡溫水20～30分鐘，變軟後煮過，冷卻備用。
❷夏橙取出果肉。
❸萵苣用手撕開。
❹大碗中放入①、③與A，醃好後放入篩子裡。
❺B的材料混合備用。
❻器皿中鋪上②、④，淋上⑤，撒上荷蘭芹末。

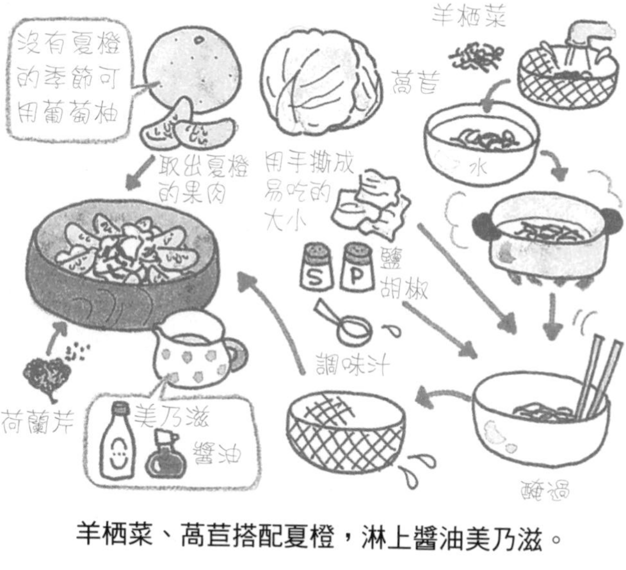

羊栖菜
萵苣
沒有夏橙的季節可用葡萄柚
取出夏橙的果肉
用手撕成易吃的大小
水
鹽
胡椒
調味汁
荷蘭芹
美乃滋
醬油
醃過

羊栖菜、萵苣搭配夏橙，淋上醬油美乃滋。

控制熱量適量攝取

為避免熱量過多，要在吃法與調理法上下工夫

飯、麵、麵包其主要成分是澱粉，亦即「主食」，成爲醣類被吸收到體內，是人類每天生活不可或缺的熱量來源。

但是，來自穀類的熱量攝取太多，會成爲脂肪蓄積在體內，引起肥胖。當成主食攝取時，1餐只能吃1碗飯或1片吐司麵包，要遵守適量攝取的原則。

兼具主食與主菜的飯料理、麵料理、麵包料理，搭配低熱量材料來使用，就能夠減少穀類的攝取量。

▷主要穀類的熱量

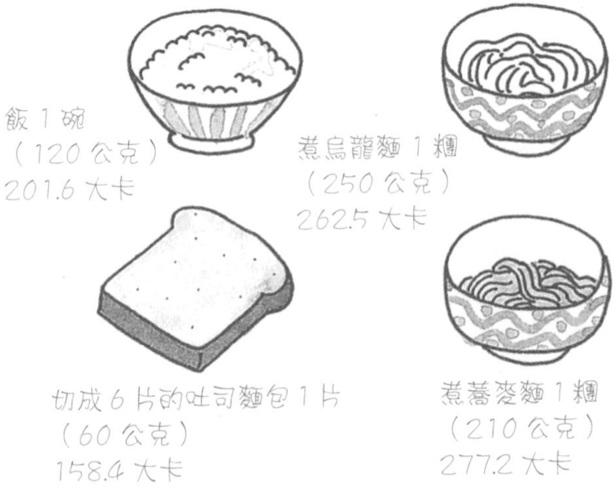
飯 1 碗
（120 公克）
201.6 大卡
煮烏龍麵 1 糰
（250 公克）
262.5 大卡
切成 6 片的吐司麵包 1 片
（60 公克）
158.4 大卡
煮蕎麥麵 1 糰
（210 公克）
277.2 大卡

穀類的攝取要適量，否則容易引起肥胖。

★飯中包入蔬菜或炒煮菜來吃
也是健康的吃法

生菜包飯

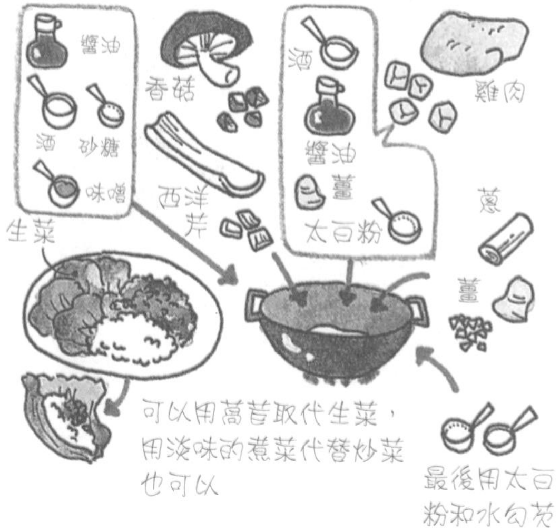

各自盛盤，用生菜包飯、炒菜來吃。

〈材料・4人份〉雞胸肉（去皮）100公克　A（酒½小匙　醬油½小匙　薑汁少許）　太白粉½小匙　香菇3朵　西洋芹½根　蔥3公分　薑少許　油1大匙　B（醬油1大匙　油1大匙　味噌1小匙　砂糖½小匙）　C（太白粉½小匙　水1小匙）　生菜2株　飯4～5杯

〈作法〉❶雞肉切成7毫米正方形，用A醃過，混合太白粉。

❷香菇、西洋芹切成5毫米正方形。

❸蔥、薑切碎。❹鍋中熱油，依序放入③、①、②拌炒，用B調味，用C勾芡。

❺撕開每片生菜用水洗，充分去除水分。

❻④、⑤與飯盛盤，飯和④鋪在生菜上，包起來後再吃。

★煮成粥的方式就能讓少量的飯變成豐富的主食

牡蠣菜粥

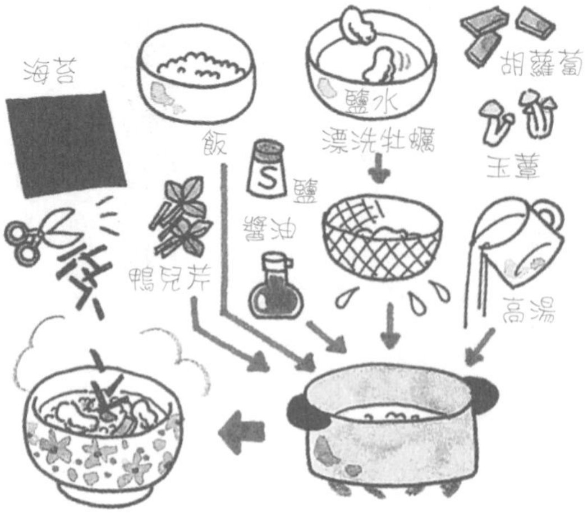

飯用水略洗後備用，勿煮太久，才是菜粥爽口好吃的秘訣。

〈材料・4人份〉飯400公克　胡蘿蔔60公克　玉蕈80公克　牡蠣200公克　鴨兒芹20公克　海苔½片　高湯5杯　A（鹽1小匙　醬油1大匙）

〈作法〉❶飯用水略洗，放在篩子裡備用。

❷胡蘿蔔切成4公分長的細絲。玉蕈去蒂，撕成小株。

❸牡蠣放在海水程度的稀釋鹽水中漂洗，放在篩子裡。

❹鴨兒芹切成4公分長。

❺海苔剪成細絲。

❻鍋中加入高湯與②，開火煮滾後改用小火煮5～6分鐘，加入③煮2～3分鐘。

❼牡蠣煮熟後用A調味，加入①，煮滾後放入④，盛入碗中，鋪上⑤。

★胚芽米加牛奶營養豐富，
利用醃鹹梅與薑絲控制調味

牛奶粥

〈材料・4人份〉胚芽米飯480公克　牛奶2杯　芹菜20公克　醃鹹梅2個　薑½片

〈作法〉❶飯略洗後放入鍋中，加入4杯水，加蓋，開火煮滾後，稍微移開蓋子，用小火煮8～10分鐘。

❷①中加入牛奶，開大火煮滾後，改用小火煮5～6分鐘。

❸芹菜切成2～3公分長。

❹醃鹹梅切碎。薑切絲，泡水後撈起，瀝乾水分。

❺粥煮好後加入③，立刻熄火，盛入碗中，撒上④。

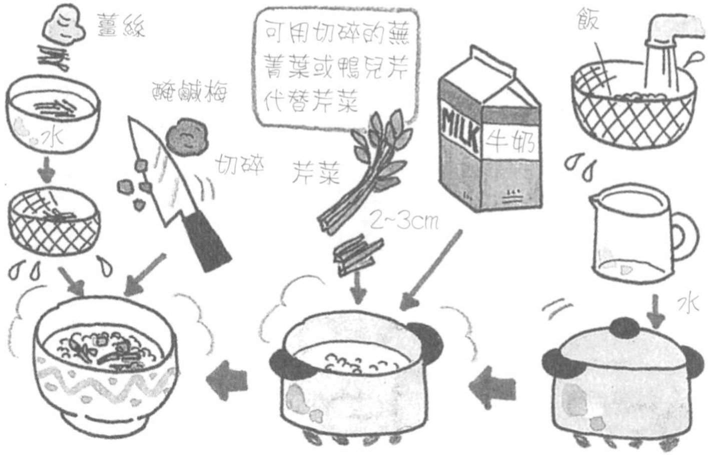

胚芽米含有豐富的維他命群、維他命E、鐵、鈣、食物纖維。

★利用白蘿蔔絲
做出淡味蕎麥麵

白蘿蔔蕎麥麵

〈材料・4人份〉乾蕎麥麵200～240公克　白蘿蔔400公克　細香蔥8根　薑1片　海苔½片　柚子皮適量　A（水1½杯　醬油¼杯　料酒⅛杯　柴魚片⅔杯）

〈作法〉❶白蘿蔔切成6公分長的細絲。

❷細香蔥切末。薑擦碎成泥。海苔略烤後剪成4～5公分長的細絲。柚子皮切絲。

❸鍋中放入A，煮滾後擱置10分鐘，過濾。

❹滾水中放入①攪拌混合，煮7～8分鐘後撈起放在篩子裡。

❺④的滾水中放入乾蕎麥麵，撥散，即將滿溢時加入1杯水，煮3分鐘後，用水略洗。

❻將④與⑤放在篩子裡混合，浸泡在滾水中，盛入器皿中，其上鋪②的佐料，淋上溫熱的③。

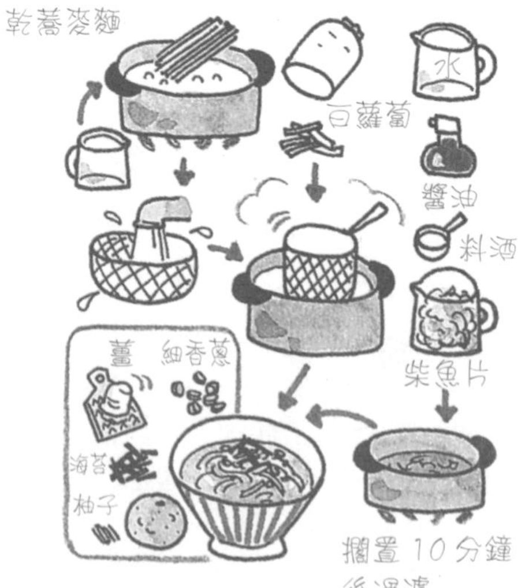

也可以做成素麵來吃。

菇類義大利麵

★大量使用喜歡的菇類
減少熱量

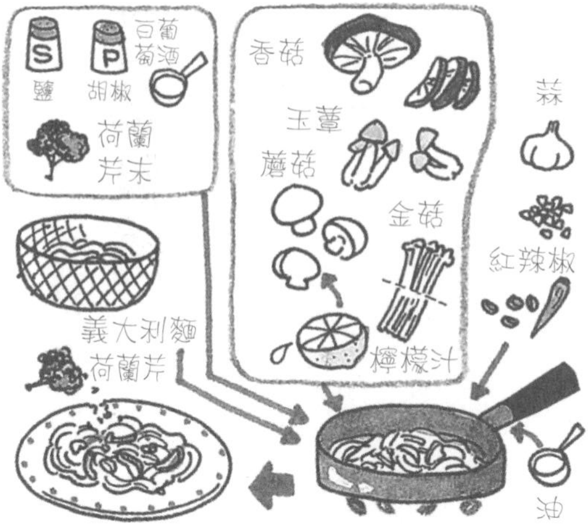

義大利麵煮好的時間與菇類炒好的時間要配合。

〈材料・4人份〉義大利麵250公克　蒜2片　紅辣椒1根　香菇6朵　玉蕈1袋　金菇1袋　蘑菇8個　檸檬汁2小匙　油2大匙　A（鹽½小匙　胡椒少許　白葡萄酒4大匙）　荷蘭芹末1大匙

〈作法〉❶義大利麵用鹽水煮（菇類炒好的時間要與麵煮好的時間配合），煮好後撈起放在篩子裡。

❷蒜切碎。紅辣椒去籽，切成小段。

❸香菇切絲。玉蕈每2～3根分爲1小株。金菇長度對半切。蘑菇縱切成薄片，撒上檸檬汁。

❹鍋中熱油炒②、③，加入A略煮，加入①充分混合，盛入器皿中，撒上荷蘭芹末。

★麵包紫菜捲

納豆麵包捲

適合當成午餐來攝取

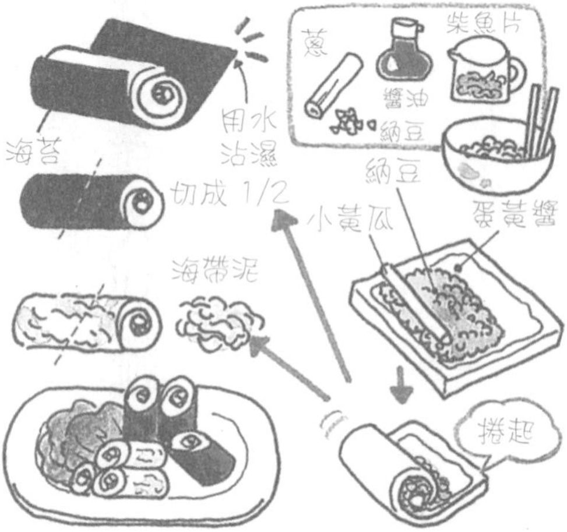

塗抹納豆時，吐司的四邊要留下2公分，以免材料擠出。

〈材料・4人份〉三明治用吐司麵包12片　蛋黃醬4大匙　磨碎納豆120公克　A（蔥末8公分份　醬油2小匙　柴魚片½杯）　小黃瓜1根　鹽少許　海苔3片　海帶泥10公克　萵苣2片

〈作法〉❶吐司麵包切掉邊。

❷納豆中加入A充分混合。

❸小黃瓜配合麵包的長度切細，撒上鹽和少許水調成淡味。

❹每片海苔對半剪開。

❺①的一面依序塗抹蛋黃醬、②，將③擺在中央捲起。

❻⑤的6根捲④，捲好後沾少許水固定，切成2段。剩下的6根捲海帶泥，切成2段。

❼萵苣撕成易吃的大小，與⑥一起盛盤。

下酒菜類

既能享受喝酒之樂，又能補充不足的養分

芋片等下酒菜，含有較多的嘌呤體與鹽分，而且熱量較高，最好避免食用。

親手製作低熱量、營養均衡的下酒菜

尿酸值較高的人要儘量少喝酒，如果真的無法戒除，則要遵守適量原則，並搭配健康的下酒菜一併攝取。

能夠和酒一起享受的料理，原則上是低熱量料理，同時也要補充平常容易缺乏的蛋白質、維他命、礦物質等營養素。建議攝取魚、大豆製品、蔬菜、菇類、海草，肉類則以雞肉較佳。

烏魚子、鹹鮭魚子、蟹黃、柳葉魚、洋

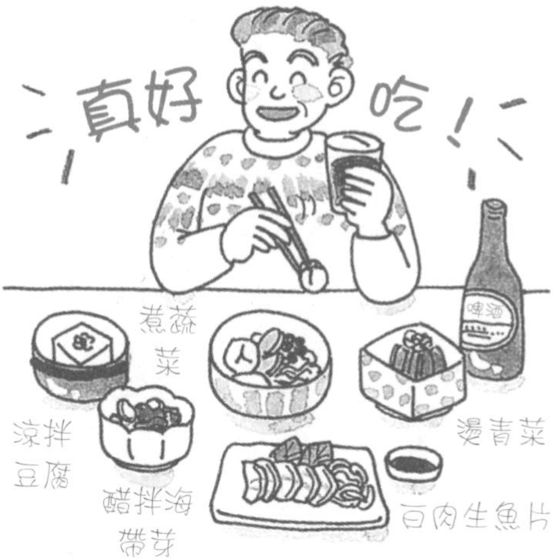
真好吃！
啤酒
煮蔬菜
涼拌豆腐
燙青菜
醋拌海帶芽
白肉生魚片

要選擇能夠補充蛋白質、維他命與礦物質的低熱量下酒菜。

★鯛魚、比目魚等以吃沙拉的感覺
搭配蔬菜來吃

西式生魚片

〈材料・2人份〉生魚片用白肉魚120公克　A（鹽、胡椒、檸檬汁各少許）　小黃瓜5公分　西洋芹5公分　小洋蔥1個　海帶芽（泡脹）40公克　B（酒醋1小匙　油2小匙　醬油、鹽各少許）

〈作法〉❶白肉魚斜切成薄片，排在器皿中，撒上A冷藏於冰箱。

❷小黃瓜、西洋芹切絲，小洋蔥切成圓片。

❸泡脹的海帶芽切成1口大小，用滾水略燙後冷卻備用。

❹②撒在①上，裝飾③，淋上充分混合的A。

★避免受到辣味的刺激
而飲酒過量！

辣味章魚小黃瓜

〈材料・2人份〉熟章魚50公克　小黃瓜1根　鹽¼小匙　A（豆瓣醬⅓小匙　醬油⅓小匙　麻油1小匙）

〈作法〉❶章魚切成薄片。

❷小黃瓜切塊，撒上鹽和少許的水擱置一會兒，略微揉搓後用水洗淨，擠乾水分。

❸A混合後，拌①、②。

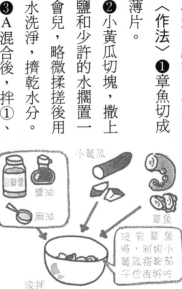

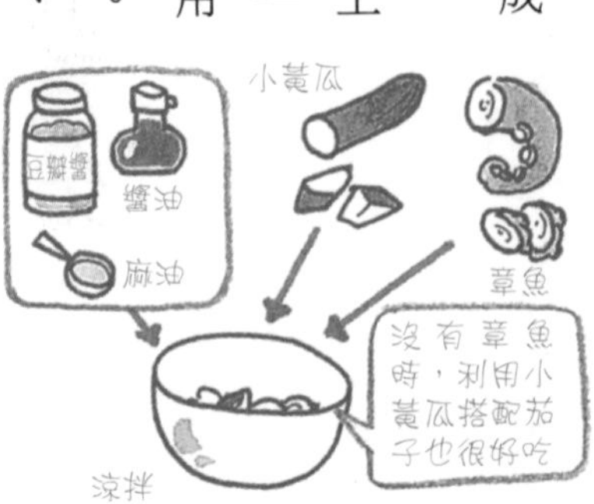

小黃瓜
豆瓣醬
醬油
麻油
章魚
沒有章魚時，利用小黃瓜搭配茄子也很好吃
涼拌

★只要材料齊全，
5分鐘就能做出美食招待訪客

日式三明治

〈材料・2人份〉西洋芹½根　白蘿蔔薄片5片　檸檬薄片5片　A（魚子醬1小匙　酸奶油1大匙）

〈作法〉❶西洋芹斜切，白蘿蔔、檸檬切成半月形，一起盛盤。

❷混合A，添加①，西洋芹鋪上A，白蘿蔔鋪上檸檬與A一起吃。

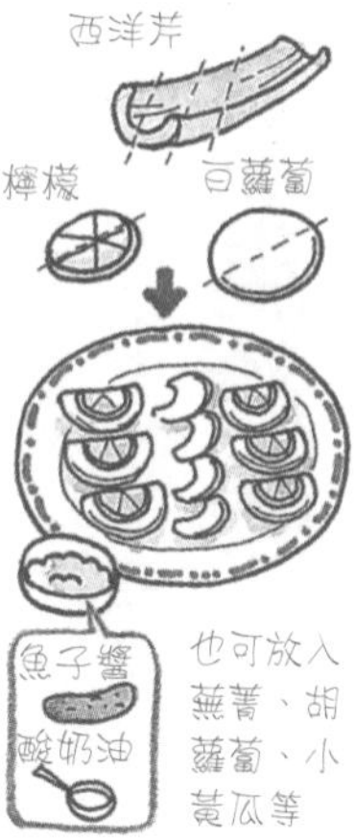
西洋芹
檸檬
白蘿蔔
魚子醬
酸奶油
也可放入蕪菁、胡蘿蔔、小黃瓜等

★用少量油煎
才是好吃的秘訣

煎乳酪

〈材料・2人份〉吐司麵包（1.2公分厚）3片　薄片乳酪6片　方形火腿3片　油少許　萵苣2片　水芹少許

〈作法〉❶吐司麵包從厚的中央部分劃開呈袋狀。

❷2片乳酪與1片火腿重疊，夾在①的裂縫中。相同東西做3個。

❸鍋中薄薄的熱一層油，放入②，用小火兩面煎成金黃色，切成細長狀。

❹萵苣切絲。❺器皿中鋪上④，將③的切口朝上盛盤，添上水芹。

★利用爽口的馬鈴薯

高明的補充維他命C

韓式煮馬鈴薯

〈材料・2人份〉馬鈴薯大1個　A（稍微研磨過的芝麻1大匙　蔥末1大匙　薑末1小匙　蒜泥少許　辣椒粉少許　麻油1小匙　酒1小匙　醬油½小匙　鹽⅓小匙　胡椒少許）

〈作法〉❶馬鈴薯切絲，用水洗淨。

❷鍋中放入①、A，充分混合，炒煮到入味爲止。

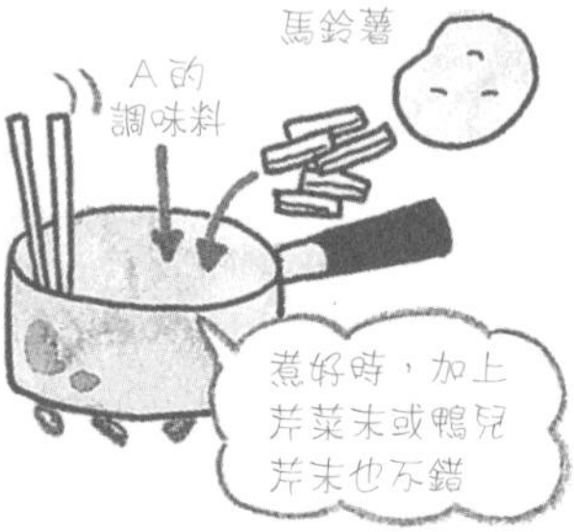
馬鈴薯
A的調味料
煮好時，加上芹菜末或鴨兒芹末也不錯

★烤得發燙的青椒

各自撕開沾味噌醬吃

烤青椒配味噌醬

〈材料・2人份〉青椒4～6個　A（味噌2大匙　砂糖2大匙　酒1大匙　高湯2大匙）

〈作法〉❶青椒鋪在烤架上，用中火烤成美麗的顏色。

❷鍋中加入A混合，用小火調勻。

❸器皿中擺上①，添上②，各自撕開①，去籽，沾②吃。

＊可依個人喜好加上薑泥或醬油。

＊味噌醬可事先製作3～5人份，不要沾太多。

★能夠增強體力、防止爛醉，
要避免淋上太多醬油

納豆秋葵拌梅肉

〈材料・2人份〉納豆30公克　A（醬油少許　芥末醬少許）　秋葵8個　山藥50公克　醃鹹梅½個　切碎的海苔⅙片份　切成半月形的檸檬2片　醬油½小匙

〈作法〉❶納豆中加入A，充分混合備用。❷秋葵用菜刀劃幾道，用鹽水煮2分鐘後泡在冷水中，撈起，切成小段。❸山藥切成4公分長的細條狀。❹醃鹹梅撕碎成梅肉。❺器皿中放入①、②、③，用④與海苔裝飾，添上檸檬。食用時，淋上檸檬汁、醬油，充分混合。

★熱量低且富含維他命，
是肥胖者的最佳選擇

醃鹹菜拌青菜

〈材料・2人份〉青菜120g　菇類40g　A（醃鹹菜1～2小匙　醬油、高湯2小匙）

〈作法〉❶青菜用滾水燙出美麗的顏色，泡在冷水中，擰乾水分，切成4公分長。❷菇類切成1口大小，用滾水燙過。❸A混合後，涼拌①、②。

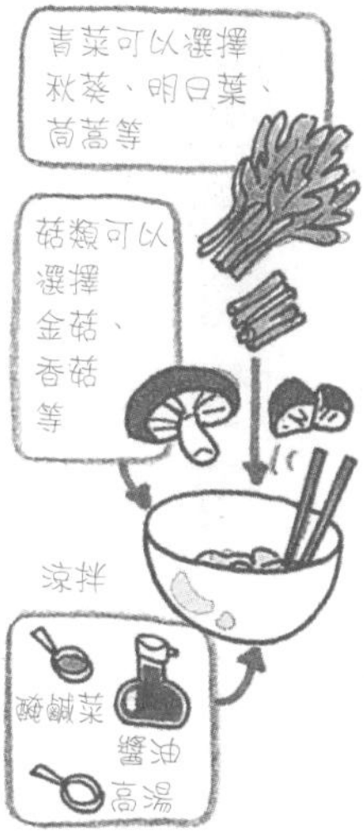
青菜可以選擇秋葵、明日葉、茼蒿等
菇類可以選擇金菇、香菇等
涼拌
醃鹹菜
醬油
高湯

★寒冷季節吃火鍋

不用擔心熱量或鹽分的問題

油豆腐青菜淡味鍋

〈材料・2人份〉油豆腐2塊　青菜160公克　A（高湯2杯　鹽½小匙　醬油2小匙　料酒½小匙　酒2小匙）　柚子皮少許

〈作法〉❶油豆腐去除油分，切短條狀。❷青菜切2～3段。❸A煮滾後，放入適量的①、②，各自夾出來食用，添上柚子皮。

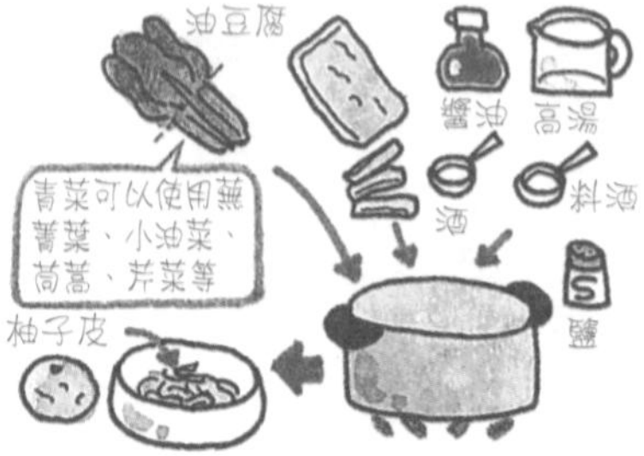

★利用健康下酒菜

攝取容易缺乏的營養

酪梨開胃沙拉

〈材料・2人份〉酪梨1個　鬆軟白乾酪2大匙　青紫蘇2片　山葵醬少許　萵苣1～2片　小番茄6個　醬油1小匙

〈作法〉❶酪梨充分冷藏後，縱切成2半，去籽。❷青紫蘇切絲，泡水，撈起後擠乾水分。❸在①去籽的部分塞入鬆軟白乾酪，再鋪上②與山葵醬。❹器皿中擺上③，添上撕開的萵苣與小番茄。酪梨淋上醬油，用湯匙挖來吃。

▷本書記載各種料理的熱量（1 人份）

記載頁數	料理名	熱量	記載頁數	料理名	熱量
132	煎牛肉	267	173	蒸蛋	159
133	烤肉	183	175	煮白菜	172
134	橙汁豬肉	215	176	白蘿蔔煮干貝	50
135	常夜鍋	226	177	雪花煮白蘿蔔	133
136	烤豬肉搭配佐料	135	178	醋拌香菇蕪菁	22
137	煮雞湯	240	179	高麗菜千層煮	132
138	燒雞肉	169	180	糖醋蔬菜	84
139	炸雞肉捲	191	181	涼拌青椒茄子	42
140	番茄煮肉丸子	274	182	菠菜拌花生	94
141	香菇燒賣	254	183	味噌煮四季豆	160
144	烤竹筴魚、沙丁魚	196	184	牛奶煮南瓜	246
145	蒸鯖魚淋酸辣醬汁	321	185	番茄沙拉	99
146	酒煮鮭魚	259	186	醋炒煮蓮藕	76
147	山藥淋鮪魚	180	188	芝麻味噌煮蒟蒻	231
148	蛋黃燒霸魚	242	189	辣味香菇蒟蒻麵	124
149	蕪菁蒸方頭魚	190	190	醋拌菇類	101
150	咖哩燒白帶魚	292	191	海帶煮甘藷	283
151	番茄豆腐煮金眼鯛	214	192	醋拌海帶芽雞絲	43
152	中式生魚片	158	193	羊栖菜沙拉	117
153	中式酒蒸鱸魚	146	195	生菜包飯	222
154	韓式煎魚	159	196	牡蠣菜粥	198
155	什錦海鮮鍋	355	197	牛奶粥	242
157	五目豆	146	198	白蘿蔔蕎麥麵	226
158	中式涼拌豆腐	133	199	菇類義大利麵	326
159	味噌煮油豆腐	295	200	納豆麵包捲	409
160	豆皮捲豆芽淋麻醬	263	202	西式生魚片	116
161	凍豆腐綴蛋	160	202	辣味章魚小黃瓜	50
162	炸山藥納豆	205	203	日式三明治	35
164	牛奶豆腐	67	203	煎乳酪	404
165	烤乳酪茄子	122	204	韓式煮馬鈴薯	123
166	小黃瓜奶油沙拉	64	204	烤青椒配味噌醬	92
167	奶油煮花椰菜	129	205	納豆秋葵拌梅肉	66
169	糖醋蛋	136	205	醃鹹菜拌青菜	22
170	芙蓉蛋	183	206	油豆腐青菜淡味鍋	136
171	中式烤蛋	151	206	酪梨開胃沙拉	157
172	西班牙煎蛋捲	174			

熱量單位：kcal（大卡）

國家圖書館出版品預行編目資料

圖解痛風飲食與療法／鈴木美保子， 木村文子
著；劉雪卿譯. --初版. --臺北縣新店市
：世茂， 2005 [民 94]
面； 公分. --（生活保健室：C19）

ISBN 957-776-679-X（平裝）

1. 痛風 2. 食譜

415.276 94002620

圖解痛風飲食與療法

作者／鈴木美保子、木村文子
譯者／劉雪卿
主編／羅煥耿
責任編輯／黃敏華
編輯／李欣芳、陳弘毅
美術編輯／錢亞杰
出版者／世茂出版有限公司
發行人／簡玉芬
地址／台北縣新店市民生路十九號五樓
電話／（〇二）二二一八三二七七
傳真／（〇二）二二一八三二三九（訂書專線）
（〇二）二二一八七五三九
劃撥／一九九一一八四一
單次郵購總金額未滿五〇〇元（含），請加50元掛號費
酷書網／www.coolbooks.com.tw
登記證／局版臺省業字第五六四號
印前製作／龍虎電腦排版公司
印刷／長紅印製企業有限公司
初版一刷／二〇〇五年三月
六刷／二〇〇九年十一月
定價／二二〇元

本書中所提供的資訊與方法並非要取代正統的醫療程序，因個人體質、年齡、性別、特殊病史等各異，若您有任何身體上的不適，我們建議您應請教專業的醫護人員。